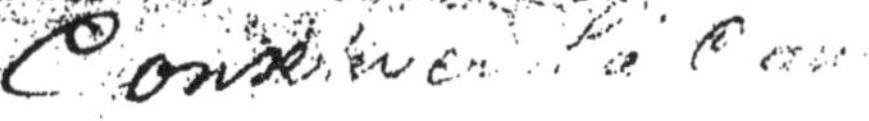

LES EAUX LAXATIVES

DE

NIEDERBRONN

DESCRIPTION PHYSIQUE & MÉDICALE

DE CET ÉTABLISSEMENT DE BAINS

PRÉCÉDÉE

DE CONSIDÉRATIONS GÉNÉRALES SUR L'ACTION DES EAUX

PAR

LE DOCTEUR J. KUHN

Médecin-inspecteur

Correspondant de l'Académie impériale de médecine,
de la Société d'hydrologie médicale et de la Société philomatique de Paris, etc.,
et de plusieurs autres Sociétés savantes.

DEUXIÈME ÉDITION, ENTIÈREMENT REFONDUE.

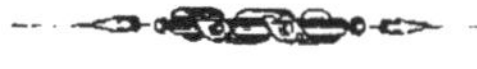

PARIS

LIBRAIRIE DE VICTOR MASSON

Place de l'École-de-Médecine, 17.

MDCCCLIV

LES EAUX LAXATIVES

DE

NIEDERBRONN

Corbeil, imprimerie de Crété.

LES EAUX LAXATIVES

DE

NIEDERBRONN

DESCRIPTION PHYSIQUE ET MÉDICALE

DE CET ÉTABLISSEMENT DE BAINS,

précédée

DE CONSIDÉRATIONS GÉNÉRALES SUR L'ACTION DES EAUX

PAR

LE DOCTEUR J. KUHN

MÉDECIN-INSPECTEUR, CORRESPONDANT DE L'ACADÉMIE IMPÉRIALE DE MÉDECINE,
DE LA SOCIÉTÉ D'HYDROLOGIE MÉDICALE, DE LA SOCIÉTÉ PHILOMATIQUE DE PARIS
ET DE PLUSIEURS AUTRES SOCIÉTÉS SAVANTES.

DEUXIÈME ÉDITION, ENTIÈREMENT REFONDUE.

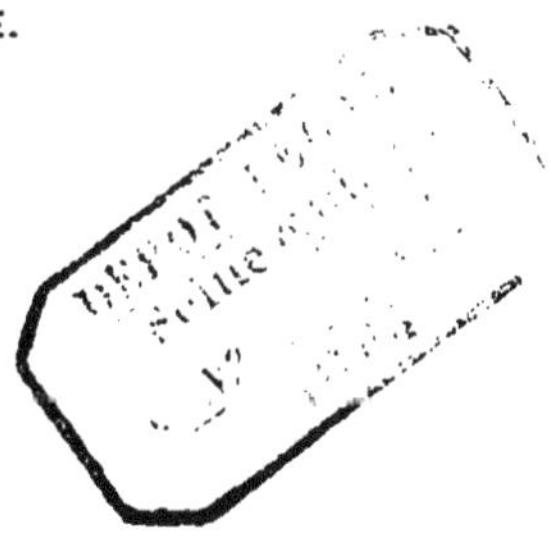

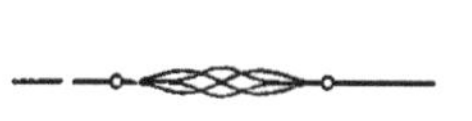

PARIS,

LIBRAIRIE DE VICTOR MASSON,

Place de l'Ecole de Médecine, 17.

MDCCCLIV.

A

LA FAMILLE DE DIETRICH.

Elle a de tout temps favorisé le développement des bains de Niederbronn et concouru à leur prospérité; elle persiste toujours dans cette noble tendance, et je me trouve heureux de pouvoir être ici l'organe des sentiments de gratitude de toute la commune.

J. KUHN.

PRÉFACE.

La première édition de ce travail avait pour titre : *Description de Niederbronn et de ses eaux minérales* (Paris et Strasbourg, 1835). Depuis l'époque à laquelle elle a paru nous avons pu réunir de nombreux documents. Chaque saison est venue ajouter de nouveaux faits pratiques à ceux que nous avions déjà recueillis ; mais ces observations cliniques, si souvent répétées, nous ont aussi conduit à modifier, en certains points, notre manière d'envisager l'action des eaux. La science, de son côté, poursuivant sa marche progressive, a fourni matière à de nouvelles applications. Enfin l'établissement lui-même a éprouvé diverses améliorations qu'il convenait de signaler. Toutes ces circonstances nous ont obligé de refondre cette monographie d'un bout à l'autre, de manière que c'est moins une nouvelle édition qu'un travail entièrement neuf que nous livrons aujourd'hui au public.

L'ordre de distribution a également nécessité certains changements, et nous avons dû faire précéder le tout d'une introduction, afin d'indiquer nettement le point de vue théorique, duquel nous sommes parti, et d'exposer les principes qui nous ont guidé pour la rédaction de la partie médicale de cet écrit. L'hydrologie est si peu avancée encore comme science; les matériaux dont elle dispose se prêtent si peu à une systématisation quelconque, que tous ceux qui s'aventurent dans cette région inculte sont, en quelque sorte, obligés de se frayer un chemin s'ils tiennent à ne pas se perdre dans le fatras et les banalités de la vieille école. Le chemin dans lequel nous nous sommes engagé n'est pas libre de difficultés, nous le savons; beaucoup de personnes peuvent le considérer comme n'étant pas suffisamment déblayé pour conduire au but; mais en supposant même qu'il n'y conduise pas immédiatement, il présenterait encore l'avantage de mener à de nouvelles recherches et de faire quitter cette ancienne ornière dans laquelle il n'est désormais plus possible d'avancer.

INTRODUCTION

Rien n'est simple dans les eaux minérales ; tous les problèmes sont complexes.

MÉLIER, *Discours d'ouverture de la Société d'Hydrologie.*

Il n'y a peut-être pas de sujet en médecine sur lequel on ait plus écrit que sur les eaux minérales, et si la science présente encore quelque part des données vagues et peu certaines, des faits groupés sans lien ni base doctrinale, c'est bien dans le domaine de l'hydrologie. Pour s'être trop souvent écartés des méthodes rigoureuses d'investigation sans lesquelles aucune science d'observation ne saurait se constituer, la plupart des balnéologues ont vu succomber leur œuvre devant l'épreuve de la critique. Leur facilité trop grande à l'endroit des principes a autorisé, a même justifié tous les contes qu'on a bien voulu débiter sur les vertus de beaucoup d'eaux minérales. En l'absence d'une doctrine, l'idée rétrograde d'une certaine spécificité d'action, d'une certaine puissance occulte dévolue à chaque source, a dû prévaloir ; mais la conséquence la plus immédiate de cette idée, trop généralement répandue encore, était de faire négliger l'étude des méthodes de traitement et des règles d'application qui constituent proprement la science du médecin-inspecteur.

Nous devons dire cependant que les anciennes allures disparaissent davantage d'année en année pour faire place à des tendances plus marquées vers les recherches exactes. Le progrès serait même plus sensible déjà, si la jeune école ne s'égarait trop souvent dans le dédale du chimisme moderne. Mais, quoi qu'il en soit, l'impulsion est donnée, et l'expérimentation, bien que trompeuse parfois, contribuera finalement à établir les bases d'une véritable doctrine en contrôlant tous les faits, en rectifiant toutes les erreurs.

Ce qui a beaucoup aidé dans ces derniers temps à relever l'étude des eaux minérales, ce sont les constants efforts de l'*Académie de médecine* à provoquer de nouvelles recherches, à encourager celles qui ont été faites, à les rassembler toutes en un seul faisceau ; et ce qui pourra donner un nouvel élan à cette branche de la thérapeutique, c'est, d'une part, la formation récente de deux Sociétés d'hydrologie, l'une à Paris et l'autre dans le Midi ; et d'autre part, l'institution d'une commission pour l'*Annuaire des eaux de la France ;* c'est enfin la disposition ministérielle par suite de laquelle un certain nombre d'élèves sont envoyés tous les ans à nos principaux établissements thermaux, afin d'y compléter leur éducation médicale.

Pour entrer franchement dans des voies de progrès, il faudrait commencer par débarrasser l'hydrologie de tout le fatras de vertus spécifiques ou occultes dont on se plaît à gratifier une foule de naïades. Une science est perdue si elle admet de pareilles doctrines.

Les eaux ne sont que des agents médicamenteux ordinaires, de simples agrégats minéraux, mais dont l'administration se fait toujours suivant un certain mode et dans des conditions hygiéniques particulières. Le mode d'emploi et les autres circonstances accessoires sont calculés de manière à rehausser l'efficacité du liquide minéral. Le traitement thermal est par conséquent quelque chose de complexe : à l'agent minéralisateur viennent s'ajouter certaines circonstances, certains éléments, qui concourent avec lui à un but déterminé.

Il ne s'agit plus de savoir aujourd'hui si une eau minérale a telle ou telle propriété; il faut savoir pourquoi elle a cette propriété, de quelle cause, de quels éléments cette propriété dérive.

Si l'on consulte attentivement la grande masse de travaux publiés jusqu'à ce jour sur l'action thérapeutique des eaux, on est frappé de ce fait que les sources les plus diverses, sous le rapport de la composition chimique, produisent très-souvent des effets semblables : d'où l'on doit conclure que l'élément chimique n'est pas toujours l'élément principal dans l'action des eaux et que son rôle peut quelquefois n'être que secondaire.

Il importe donc, si l'on veut arriver un jour à une application raisonnée de l'action thermale, que l'on puisse tenir compte des différents éléments, qui la composent, et apprécier la part d'influence de chacun de ces éléments dans le phénomène de la curation.

Ce concours d'éléments, qui forme le caractère propre de la médecine thermale, manque presque toujours dans la médecine ordinaire. Dans cette dernière vous n'avez le plus souvent que l'agent pharmaceutique réduit à sa seule puissance intrinsèque. Dans la médecine thermale, au contraire, vous avez également l'agent pharmaceutique, plus une série de circonstances capables d'en favoriser ou d'en assurer le succès. Le liquide minéral, en effet, se prête admirablement à tous les modes d'emploi, à l'application à la fois la plus vaste et la plus variée, ce qui double et triple son pouvoir curatif; il est constamment associé à l'élément *température* si puissant à provoquer de profondes et salutaires modifications dans l'organisme; son administration se fait toujours avec plus de méthode, plus de suite et de persévérance que cela n'a lieu dans un traitement fait à domicile ; le traitement thermal ne s'entreprend que dans la saison la plus belle et par conséquent la plus favorable de l'année ; il ne s'opère que sur des malades qu'on a fait sortir de leur sphère d'activité, qu'on a transférés dans un milieu tout nouveau, dans de meilleures conditions hygiéniques. Or, nous le demandons, où trouverait-on pour le traitement des maladies chroniques une réunion de circonstances aussi heureuses? Seuls les établissements thermaux peuvent offrir un tel ensemble; là est tout le secret de leur puissance.

La valeur thérapeutique des eaux se déduit donc, non-seulement de l'agrégat chimique, mais de la thermalité, du mode balnéaire et des conditions favorables dans lesquelles se trouve placé le malade aux stations thermales.

Par conséquent le traitement thermal comprend deux séries d'éléments, les uns inhérents aux eaux mêmes et les autres accessoires.

Les éléments inhérents ou caractéristiques des eaux sont :

1° L'eau elle-même;

2° La température;

3° La nature chimique des principes constituants ou de l'agrégat minéral;

4° La densité du liquide ou le degré de concentration des principes constituants.

Les éléments accessoires ou caractéristiques du traitement thermal sont :

1° Le mode balnéaire ou, autrement, la méthode et les procédés dans l'application des eaux;

2° Les conditions hygiéniques.

Ces deux ordres d'éléments se complètent mutuellement; de leur concours ou de leur combinaison bien entendue dépend le succès du traitement.

Tels sont les différents points à étudier dans la science des eaux minérales. Il ne peut pas entrer dans notre plan de nous étendre sur chacune de ces questions : cela nous mènerait au delà des limites que nous avons dû nous imposer. Nous nous arrêterons seulement à deux des principaux facteurs de l'action thermale, nous voulons parler de la température et de la densité, sur lesquelles nous émettrons quelques considérations générales. La question de densité nous conduira naturellement à jeter un coup d'œil sur les phénomènes diffusionnels (imbibition et endosmose), qui jouent un si grand rôle dans tous les procédés thérapeutiques et par lesquels nous commencerons ce court exposé [1].

Toute cette partie préliminaire doit, au reste, être considérée comme une introduction à la partie médicale de notre travail; elle comprendra les définitions nécessaires et établira une série de propositions en vue de certaines conséquences pratiques qui devront en découler.

Du phénomène de la diffusion.

La connaissance des principes de la diffusion est indispensable au médecin des eaux : cependant nous ne sachions pas qu'aucun auteur balnéographe s'en soit jamais occupé. Bien que les forces de l'endosmose soient sujettes à être influencées, bien qu'elles puissent être restreintes ou neutralisées dans leurs effets par les forces vitales, il importe encore de savoir dans quelles circonstances ces forces peuvent se présenter plus ou moins libres d'entraves et jusqu'où s'étend leur cercle d'action. C'est ce dont nous nous occuperons, après avoir exposé brièvement les principes de l'imbibition et de l'endosmose.

L'*imbibition* doit s'entendre de l'attraction moléculaire des tissus animaux ou membraneux pour un liquide ou une solution.

Les diverses membranes n'ont pas le même degré d'affinité pour tous les sels ou pour toutes les solutions; elles s'imbibent

[1] Nos recherches sur ces différents sujets ont déjà paru, en partie, dans la *Gazette médicale de Paris*, année 1853, p. 145, et année 1854, p. 46, 94 et 109.

toujours plus facilement d'un liquide que d'un autre, d'une solution que d'une autre solution; et *vice versâ*, les solutions n'ont pas le même degré d'affinité pour toutes les membranes; elles pénètrent plus facilement une membrane d'une espèce qu'une membrane d'une espèce différente [1].

Mais, en général, les membranes ont plus d'affinité pour l'eau pure que pour l'eau tenant des substances salines ou autres en dissolution, plus pour une solution faible que pour une solution concentrée [2].

Si l'on place une membrane préalablement séchée à l'air dans une solution saline concentrée et que l'on ferme hermétiquement le vase, la membrane soutire tellement d'eau à la solution que des cristaux ne tardent pas à se déposer [3]. Ce n'est donc pas la solution qui est attirée par la membrane, mais l'eau simplement.

Les membranes s'imprègnent aussi d'une moindre quantité d'eau salée que d'eau pure. Preuve : si l'on met du sel en contact avec une membrane humide, celle-ci laisse tomber des gouttes d'eau dès que le sel a pu se fondre et pénétrer le tissu membraneux [4].

Toutes les solutions salines sont susceptibles d'imbibition; mais le chlorure de sodium paraît être celui de tous les sels dont les tissus membraneux s'imprègnent le plus facilement, et Cloetta (*ibid.*) a fait la remarque que si on se sert d'une solution contenant du sel de Glauber et du sel commun, ce dernier entrave jusqu'à un certain point l'imbibition du sel de Glauber.

Si deux liquides de nature ou de densité différentes sont séparés par une membrane qui possède l'aptitude de s'imbiber d'eux ou de l'un d'eux au moins, il s'établit par l'intermédiaire

[1] Olechnowitz, *Experimenta quædam de endosmosi*; Dorpat, 1851.

[2] Cloetta, *Diffusions-Versuche;* Zürich, 1851, et Liebig, *Untersuchungen über Sæftebewegung*; Braunschweig, 1848.

[3] Ludwig, dans le journal de Hænle et Pfeuffer, t. VIII.

[4] Liebig, *ibid.*

de la membrane un mouvement de diffusion ou d'équilibration, connu sous le nom d'*endosmose*.

Pour que l'endosmose ait lieu, il faut toujours que les deux fluides soient susceptibles de se mêler, et qu'il existe entre eux une certaine différence qui les sollicite à s'équilibrer. Aucun mouvement d'endosmose n'a lieu si les liquides sont semblables et d'égale densité.

La solution la plus étendue cède alors de son eau, et la solution la plus concentrée cède de ses sels, de son albumine, de sa gomme, etc., selon ce qu'elle contient.

La solution la plus concentrée gagne en volume et perd en poids spécifique, et la solution la moins concentrée perd en volume et gagne en poids spécifique.

L'activité de l'endosmose est en raison de la différence de saturation des deux liquides ; ou bien, si l'un des liquides est de l'eau et l'autre une solution saline, la quantité de matière saline que la solution cède à l'eau est proportionnelle à la concentration de cette solution [1].

L'endosmose est favorisée :

1° Par le mouvement, la circulation ou le renouvellement des liquides ou de l'un d'eux au moins : elle est toujours en raison de ce mouvement [2].

2° Par la facilité que présente la membrane à s'imbiber : l'endosmose est en raison de l'attraction moléculaire de la membrane pour le liquide ou la solution [3].

3° Par la pression exercée sur l'un des deux liquides : cette pression détermine ou accélère le mouvement endosmotique.

4° Par la différence de température des deux liquides. Cette

[1] Vierordt, *Archiv. v. Roser u. Wunderlich*, années 1846, 1847 et 1848.

[3] Bacchetti, *Jahresb. v. Canstatt*, 1846, t. I, p. 138, et Matteuci, *Leçons sur les phénomènes physiques des corps vivants*.

[3] Jolly, *Jahresb. v. Canstatt*, 1848, p. 103.

circonstance doit être comptée parmi les causes accélératrices du phénomène, d'après des expériences qui nous sont propres.

5° Enfin par la différence de composition chimique. Cette différence peut suffire d'après Berzelius [1] pour produire un mouvement d'endosmose plus ou moins sensible entre deux solutions d'une concentration à peu près égale.

Sont susceptibles d'endosmose toutes les solutions salines, les solutions d'albumine, de gomme, de sucre et, en général, tous les fluides animaux.

Les gaz sont susceptibles d'endosmose comme les liquides, et manifestent une grande tendance à s'équilibrer ; ils pénètrent les fluides et les tissus animaux en raison de certaines affinités qui varient suivant la nature du gaz.

Un volume donné de liquide absorbe 1, 2 ou 3 fois son volume de gaz. La quantité de gaz absorbé dépend de la pression qu'éprouve le corps gazeux.

De tous les gaz connus le gaz acide carbonique est celui qui montre le plus d'affinité pour les liquides et aussi la plus grande tendance à traverser les membranes animales et à se mêler aux fluides organiques [2].

Le gaz sulfhydrique, au contraire, semble enrayer l'endosmose et rend inaptes à ce phénomène tous les liquides auxquels il se trouve mêlé [3].

L'acide sulfurique ne produit point d'endosmose non plus, et enlève également la propriété endosmotique aux autres liquides [4] : c'est probablement parce qu'il attaque le tissu membraneux. Il faut, en général, pour que la diffusion s'opère régulièrement, qu'aucun des deux liquides n'exerce d'action destructive

[1] *Traité de chimie*, t. VII, 133.

[2] Edwin Faust, *Bullet. des sc. méd.*. 1831, p. 303 ; et Rainey, *Uber die wahre Ursache der Endosmose ;* Frorieps notiz. 1845.

[3] Dutrochet, *Nouvelles recherches sur l'endosmose* ; Paris, 1828.

[4] *Ibid.*

sur la membrane, comme le ferait, par exemple, un liquide caustique ou un liquide d'une température trop élevée. Il ne faut pas non plus que la membrane ait éprouvé un commencement d'altération putride.

Le procédé endosmotique doit se concevoir de la manière suivante : les deux liquides étant de part et d'autre en contact intime avec la membrane, il s'établit un courant intermédiaire dans le tissu membraneux; si les liquides sont l'un de l'eau et l'autre une solution saline, le courant en question porte les molécules de l'eau du côté de la solution, et les molécules salines du côté de l'eau; ce n'est pas la solution qui passe, mais seulement ses particules salines; les atomes de sel attirent les atomes d'eau, et *vice versâ.* Si les deux liquides sont des solutions de nature et de densité différentes, la plus étendue cède de son eau, et les molécules salines de l'une sont échangées contre celles de l'autre, de telle sorte cependant que l'échange tourne toujours au profit de la solution la plus faible [1].

Pour avoir une idée nette des phénomènes diffusionnels, il faut toujours considérer isolément chacun des principes qui entrent dans la composition des deux liquides; il faut considérer à part l'eau, les sels, les gaz, tous les corps en un mot qui s'y trouvent en dissolution. Chacun de ces corps agit en quelque sorte pour lui-même, et dans une parfaite indépendance vis-à-vis de ceux auxquels il se trouve mêlé ou associé. Une eau minérale ou une solution n'est jamais absorbée comme telle : le principe *eau* peut traverser la membrane tandis que le principe *sel* ne la traversera pas, et *vice versâ.* Chaque principe reste libre de ses mouvements pour se prêter au rôle que lui assigne son caractère particulier.

C'est de cette idée dont il faut se pénétrer lorsqu'on fait l'ap-

[1] Voy. Brücke, *Dissert. de diffusione humorum*; Berol., 1842. — Voy. aussi Ludwig et Jolly, *l. c.*

plication des phénomènes diffusionnels à l'organisme vivant : c'est faute d'avoir envisagé les choses de cette manière qu'on a été amené quelquefois à de fausses conclusions.

Veut-on faire maintenant l'application des principes de l'endosmose à la médecine thermale? L'on trouve également deux sortes de liquides séparés par une membrane. La membrane, c'est la peau et sa continuation la muqueuse digestive. Des deux liquides l'un est interne : c'est le fluide vital, le sang, qui a une densité déterminée ou circonscrite, du moins, dans de certaines limites; l'autre est externe, c'est l'eau minérale, c'est-à-dire une solution plus ou moins saturée de sels et de gaz. En vertu de la force endosmotique les deux liquides, séparés par une membrane, doivent être sollicités à la diffusion, s'il y a des différences de saturation ou autres à égaliser. Ainsi, si le liquide minéral est d'une densité saline inférieure à celle du sang, il doit, d'après la théorie de l'endosmose, céder de son eau à la masse sanguine et gagner du sel dans l'échange des molécules salines; s'il est au contraire plus saturé que le sang, celui-ci doit céder de son eau et recevoir la plus grande part dans l'échange des matières salines.

Il est toujours bien entendu que le sang ne doit pas être considéré en masse, mais dans chacun de ses principes. L'équilibration de densité ne porte que sur des corps de même nature : ainsi les sels du sang tendent à se mettre en équilibre avec les sels de la solution, l'albumine du sang avec l'albumine de la solution, etc.

Mais les lois de l'endosmose sont-elles admissibles en physiologie, et les choses se passent-elles dans l'économie vivante comme dans la nature morte? Cette question assez longtemps débattue dans la science, a été diversement résolue; tandis que les uns, parmi lesquels nous citerons Bœcker [1], considèrent la

[1] Voy. *Schmitt's Jahrb.*, 1850, n. 8.

force endosmotique comme ne trouvant aucune application dans l'économie vivante et produisent des expériences à l'appui de leur assertion, les autres font jouer à cette force un rôle trop absolu et la regardent comme l'agent immédiat du mouvement vital. De part et d'autre on est allé trop loin, et ici encore la vérité tient le milieu.

Il n'y a aucun doute que l'endosmose ne trouve son application dans le corps vivant : partout elle existe, mais seulement comme force latente, se manifestant toutes les fois que l'intérêt de l'organisme l'exige ou le permet. L'influence nerveuse la tient toujours plus ou moins sous sa dépendance ; mais la température est de toutes les causes modificatrices de l'endosmose celle qui, dans le domaine de la physiologie, a le plus de pouvoir.[1]

De la température au point de vue de la médecine thermale.

Tout est encore assez vague dans les questions de thermalité ; on ordonne les bains et la boisson à tel ou tel degré de température, sans partir d'une base ou d'un principe quelconque ; ce qui guide, ce ne sont point des raisons puisées dans l'observation des phénomènes vitaux, c'est l'empirisme. La confusion provient de ce que, dans les évaluations de température, on a constamment adopté la base des physiciens au lieu d'adopter une base physiologique, de ce qu'on a pris le point fixe en dehors de l'organisme au lieu de le prendre dans l'organisme même. Or, dans l'application, la température des eaux minérales doit toujours être envisagée du point de vue de la différence plus ou moins grande qu'elle présente avec la température naturelle du corps. Le zéro thermométrique convient parfaitement, comme point de départ, lorsqu'il s'agit de déterminer d'une manière absolue un degré quelconque de température ; mais dans le domaine de la médecine pratique ce genre de détermination ne saurait plus suffire; il faut partir d'une base différente, plus appropriée aux phénomènes vitaux ; l'organisme vivant, sur lequel le médecin est appelé à opérer, a une température propre et constante ; tout ce qui tend à la modifier, à l'augmenter ou à la diminuer, affecte d'une manière plus ou moins sensible le jeu régulier des fonctions. Entre les influences opposées du chaud et du froid il existe un terme moyen, *indifférent ;* plus on s'en écarte, soit en descendant l'échelle, soit en la remontant, plus l'impression exercée sur l'organisme devient vive et pénible. C'est donc ce point indifférent qu'il convient de bien déterminer d'abord et d'adopter ensuite comme base ou comme norme, parce qu'il joue un rôle important dans l'application pratique.

La température du sang humain est, comme on sait, de 38° — 39° centigr. Ce n'est qu'à ce degré thermométrique que s'opèrent les rapports entre les équivalents des principes de l'économie ; ce n'est qu'à ce terme moyen que peut s'accomplir d'une manière régulière le jeu des fonctions ; toutes les causes qui parviendraient à élever ou à abaisser cette moyenne compromettraient immédiatement l'existence de l'individu. Or, comme le milieu dans lequel nous vivons est constamment sujet à des variations de température, l'organisme doit nécessairement être pourvu de moyens propres à neutraliser les effets de ces diverses influences, sans quoi la vie ne serait pas possible. Ces moyens, l'organisme les possède : ce sont des moyens de réaction plus ou moins connus de tout le monde, mais dont l'étude approfondie est de la plus haute importance pour la médecine thermale, ainsi que nous le verrons encore.

Comme il y a dans l'économie une source permanente de calorification, il s'ensuit que l'économie doit aussi être en perte constante d'une somme égale de calorique, sans cela l'équilibre ne pourrait pas être maintenu. Par conséquent, pour être tout à fait favorable au jeu régulier des fonctions, le milieu atmosphérique doit avoir une température inférieure d'un certain nombre de degrés à celle du sang, afin de pouvoir enlever au corps du calorique dans la mesure de la production. C'est au terme de 18° centigr. environ que l'air atmosphérique répond le mieux aux besoins de l'économie.

De même, si le corps est plongé dans un bain, faut-il que la température du bain soit de quelques degrés inférieure à celle du sang, si le baignant doit s'y trouver tout à fait à son aise, s'il doit n'être incommodé par aucune sensation de froid ou de chaud. Toutes les fois qu'un bain se trouvera dans ces conditions, qu'il n'occasionnera aucun dérangement dans le jeu ordinaire et régulier de la calorification et qu'il ne tendra ni à augmenter ni à diminuer d'une manière sensible la chaleur de l'économie, nous dirons qu'il a une *température indifférente.* Par conséquent, *un bain est au degré indifférent lorsque, dans un temps donné, il soustrait au corps qui y est plongé une quantité de calorique égale à celle que la partie immergée reçoit, dans l'état normal, des différentes sources de la calorification.* Ce terme répond à 32° — 35° c. (25 — 28° R.).

La température indifférente n'indique rien de fixe, rien de stable; elle se rapporte entièrement et uniquement à la sensation individuelle, à un certain équilibre entre le calorique soustrait et le calorique engendré dans les conditions normales. Elle est sujette à varier selon le pouvoir réfrigérant du milieu ambiant, selon la température atmosphérique, selon l'âge des personnes, leur constitution, leurs maladies.

Si le milieu ambiant a le pouvoir de soustraire dans un temps donné une grande quantité de calorique à l'économie, l'indifférente est toujours plus élevée que s'il ne possède cette aptitude qu'à un degré modéré : ce qui veut dire, en d'autres termes, que si on se trouve dans un milieu dont l'aptitude réfrigérante est considérable, il faut que ce milieu soit à une température plus élevée pour convenir à la sensibilité organique; et que si l'aptitude réfrigérante du milieu est peu considérable, il doit être à une température moins élevée. Ainsi l'air a un pouvoir réfrigérant beaucoup plus faible que l'eau : aussi l'indifférente pour le milieu atmosphérique n'est-elle que de 18° c., comme nous venons de voir, tandis qu'elle est de 32 — 35° c. pour l'eau.

L'indifférente est toujours plus élevée pour l'eau pure que pour l'eau chargée de sels, ou, autrement, le pouvoir réfrigérant de l'eau pure est plus grand que celui de l'eau plus ou moins saturée de matières salines : ceci s'explique par les lois d'imbibition. Nous avons dit plus haut que les membranes animales s'imbibaient plus volontiers d'eau pure que d'eau saturée de principes salins : or, plus l'imbibition est rapide, plus vite aussi la température du liquide absorbé se communique aux tissus organiques. De là résulte naturellement qu'à égalité de température l'eau simple doit affecter l'organisme d'une manière plus vive que l'eau salée; que dans les cas de basse température elle doit paraître plus froide, et plus chaude dans les cas de température élevée, parce que son pouvoir de diffusion est plus grand. Nous venons de dire qu'un bain, pour être au degré indifférent, doit enlever à l'organisme du calorique dans une certaine proportion : or, l'eau pure agissant, sous ce rapport, avec plus d'énergie que l'eau saturée de sels, il s'ensuit que le terme indifférent doit être plus élevé pour la première que pour la dernière. On peut donc établir, en thèse générale, que l'indifférente d'un bain est d'autant plus élevée, à l'échelle thermométrique, que l'eau de ce bain est plus pure, et *vice versâ,* qu'elle est d'autant plus basse que l'eau du bain est plus saturée de sels.

Les personnes à constitution molle et lymphatique, celles dont l'appareil circulatoire a peu d'activité, exigent, en général, une température de bains plus élevée; l'inverse a lieu pour les personnes sanguines ou irritables. Chaque personne a son indifférente propre, qui, selon les temps et les circonstances, est elle-même sujette à de petites fluctuations, et *un bain doit toujours être considéré comme ayant la température indifférente lorsqu'il est indifférent pour celui qui le prend.*

Envisagées sous le rapport de la température, les sources minérales peuvent être divisées en trois grandes catégories, selon qu'elles sont trop froides ou trop chaudes pour être employées en bains à leur sortie de terre, ou selon qu'elles ont juste la température convenable pour servir à cet usage. Nous les désignerons sous les noms de *mésothermes* [1], *d'hypothermes* [2] et *d'acrothermes* [3], suivant qu'elles se rapportent à l'une ou à l'autre de ces divisions.

Les mésothermes sont celles dont la température se rapproche de l'indifférente (30 — 36° centigr.) et qui ont l'avantage de pouvoir être employées en bains à leur chaleur native, sans réchauffement préalable ou sans qu'on ait besoin de les laisser refroidir. De ce nombre sont Saint-Sauveur, Schinznach, Wildbad, Saint-Honoré, les Eaux-Bonnes. Nauheim (30° c.) n'est qu'une faible mésotherme; Pfeffers (36° c.) est une mésotherme forte.

Les hypothermes sont celles dont le degré thermométrique est inférieur aux précédentes et dont il faut élever artificiellement la température (dans la grande majorité des cas du moins) pour pouvoir les employer en bains. Uriage, Bagnoles, Avène, Schlangenbad, Hub, Badenweiler sont de fortes hypothermes; Niederbronn, Saint-Alban, Castera-Verduzan sont de moyennes hypothermes; Kissingen, Kreutznach, Hombourg occupent le bas de l'échelle dans cette série.

Les acrothermes sont celles dont la chaleur est trop élevée pour qu'elles puissent, sans inconvénients, être employées en

[1] De μεσος, qui est au milieu.

[2] De ὑπο, sous, dessous.

[3] De ακρος, élevé.

bains à leur température native. Mont-Dor, Ussat, Aix (en Savoie), Castellamare comptent parmi les faibles acrothermes ; Chaudes-Aigues, Carlsbad, Wiesbaden comptent parmi les plus fortes de cette catégorie. Quelquefois les acrothermes faibles sont employées, sans refroidissement préalable, à des bains de courte durée, ainsi que cela se pratique au Mont-Dor; mais ces sortes de bains forment toujours un moyen quelque peu héroïque et nécessitent une grande surveillance de la part du médecin.

De l'influence de la température des bains sur l'absorption et l'exhalation.

Les bains déterminent l'absorption (de l'eau) s'ils sont frais, et l'exhalation s'ils sont chauds. Cette proposition résulte d'un grand nombre d'expériences faites à différentes époques. Ce qui avait pendant longtemps jeté de l'incertitude sur le pouvoir absorbant de la peau, c'étaient les résultats contradictoires obtenus par les expérimentateurs : on n'avait pas toujours tenu compte des effets de la température, qui, selon qu'elle a tel ou tel degré, peut activer le travail de l'absorption ou l'enrayer. Nous croyons avoir le premier établi ce point de doctrine dans tout son jour (Voir la *Gaz. méd. de Paris* du 5 mars 1853, et notre rapport annuel sur les eaux de Niederbronn, pour 1852), et nous voyons avec plaisir que la *Commission de l'Annuaire des eaux de la France* l'accepte et le reconnaît, puisqu'elle transcrit nos propres termes (p. 344 de son Annuaire).

Déjà Maret avait constaté l'augmentation du poids du corps à la suite de bains pris dans la rivière [1].

Haller a fait la remarque, que la surface cutanée absorbait l'eau contenue dans l'air humide.

[1] Mém. sur la manière d'agir des bains d'eau douce et de mer. Dijon, 1771.

L'on sait aussi que l'immersion totale ou partielle dans la mer apaise les ardeurs de la soif : ce fait a été expérimenté, entre autres, par les naufragés de la *Méduse*, et se trouve mentionné par Clare [1].

Jung [2] a obtenu une augmentation de poids du corps avec des bains de basse température, et une diminution de poids avec une température élevée; avec une température moyenne il n'a pas observé de changement.

Un auteur anglais, Madden [3], s'est livré à des recherches minutieuses sur le même sujet. Il a trouvé qu'un bain d'une demi-heure et de 34° centigr. produisait encore une légère augmentation de poids du corps, tandis qu'un bain de 36 — 37° c. amenait déjà une notable diminution.

Vogt [4] constate également le fait de la diminution du poids du corps par l'effet des bains chauds.

G. W. C. de Kahtlor [5] a fait une série d'essais sur plusieurs individus auxquels il a fait prendre des bains à des températures très-diverses, les pesant chaque fois avant et après le bain. Il a trouvé que le séjour d'une heure dans un bain de 13 — 19° centigr. faisait augmenter le poids du corps, chez un homme adulte, de 2 ½ à 3 ½ kilogrammes. Lorsque la température était de 27 °c., il n'a plus trouvé que 2 kilogr. d'augmentation, à 34° et 35° c. il n'a observé ni augmentation ni diminution de poids. Avec des bains de 36 — 37° c. il a déjà trouvé une diminution de plus d'un kilogr. En portant le degré de température jusqu'à 56° c., le même expérimentateur est parvenu à faire diminuer le corps de 4 kilogr. et quart.

[1] *Dict. abrégé des sc. méd.*, t. I, p. 52.

[2] *De cutis inhalatione.*

[3] *An exper. inquiry into the physiology of cutaneous absorption.*

[4] *Pharmacodynamik*, t. II. p. 96.

[5] *Uber die zweckmæssige Anwendung der Haus und Fluss-bæder* : Vienne, 1822.

Tout le monde connaît les travaux de Séguin [1], qui n'a expérimenté que sur des bains de 10 à 28° Réaumur. Ses recherches établissent l'influence de la température des bains sur le poids du corps et prouvent clairement que l'absorption cutanée augmente à mesure que le bain perd en température. Mais comme il répugnait à cet expérimentateur d'admettre une semblable proposition, qui, comme il dit, serait contraire à tous les principes, il donne une autre interprétation au fait et conclut : que le corps ne gagne pas en poids dans le bain, mais qu'il perd seulement moins dans l'eau que dans l'air, et que la perte est d'autant plus faible que l'eau est plus fraîche, parce qu'alors la constriction cutanée s'oppose davantage à l'exhalation. Nous ne discuterons pas longtemps sur la valeur de cette interprétation physiologique ; il nous suffira d'établir ce fait constaté par Séguin *que le corps perd d'autant plus en poids que le bain est plus chaud.*

En théorie, effectivement, l'on devrait croire avec ce dernier expérimentateur que l'eau tiède ou modérément chaude est plus apte à être absorbée que l'eau fraîche ; mais nous voyons que c'est précisément l'inverse qui a lieu. Il y a absorption toutes les fois que le bain est frais, et l'absorption augmente à mesure que la température de l'eau diminue : aussi le poids du corps augmente-t-il par les bains de basse température, et l'eau absorbée produit-elle bientôt une abondante diurèse. Si, au contraire, la température du bain s'élève et dépasse l'indifférente, l'absorption s'arrête et l'exhalation se manifeste avec une activité qui est en raison même de la chaleur du bain : aussi le poids du corps diminue-t-il par l'effet du bain chaud et survient-il de la soif, parce que le sang y perd une partie de ses principes aqueux.

Ainsi, *le bain sollicite l'absorption de l'eau ou des parties*

[1] *Annales de chimie*, t. XC et XCII.

aqueuses lorsqu'il est frais; il provoque l'exhalation lorsqu'il est chaud;

L'absorption ainsi que l'exhalation augmentent à mesure que la température s'écarte davantage de l'indifférente;

Et la température indifférente constitue la limite où l'absorption cesse et où l'exhalation commence.

La température est par conséquent le grand modificateur de l'action des bains : selon que l'eau est à tel ou tel degré, le mouvement des liquides se fait de l'extérieur vers l'intérieur, de l'intérieur vers l'extérieur, ou bien il s'arrête tout à fait.

L'influence de la température est donc manifeste en ce qui concerne l'absorption ou l'exhalation de l'eau. Mais comment les choses se passent-elles lorsque l'eau est chargée de substances salines ou médicamenteuses ? Les sels ou les médicaments sont-ils entraînés avec le liquide qui les tient en dissolution ? Cette opinion, bien que tacitement admise, n'est rien moins que prouvée ; elle est en opposition directe avec tout ce que l'endosmose ou la diffusion enseignent. Il résulte au contraire de l'observation clinique de tous les jours que l'absorption des substances salines ou médicamenteuses est favorisée par une douce chaleur et restreinte ou arrêtée par une basse température (conséquemment l'inverse de ce qui a lieu pour l'eau) : mais ce fait, bien que constaté par tous les praticiens et passé, en quelque sorte, à l'état d'axiome, n'est cependant pas étayé d'un nombre suffisant d'expériences directes pour pouvoir être établi comme point de doctrine. Ce qui a empêché, jusqu'ici, toute cette question de gagner le degré de clarté nécessaire, c'est que l'on est constamment parti de l'hypothèse qu'une solution saline devait être absorbée comme telle et non par séries de principes.

Nous avons commencé, il y a plus d'un an, des expériences dans le but de connaître l'influence de la température sur l'absorption et l'exhalation des substances salines ; mais les longueurs et les difficultés qu'un pareil sujet entraîne, surtout lorsqu'on est éloigné de toutes les ressources des grands centres, ne nous ont pas encore permis de publier nos recherches ; cependant elles sont assez avancées déjà pour nous autoriser à conclure dès à présent *que la température chaude favorise l'absorption des sels, et que la température inférieure à l'indifférente l'affaiblit ou l'entrave.*

Tous les faits d'observation s'accordent, comme on le voit, à établir l'immense influence de la température sur l'action des eaux. Pourquoi la température agit-elle de manières si diverses? Pourquoi favorise-t-elle tantôt l'activité absorbante et tantôt la fait-elle cesser? Pourquoi, quand elle empêche les sels de passer, laisse-t-elle traverser l'eau, et pourquoi, lorsqu'elle retient l'eau, livre-t-elle passage aux sels? Nous allons essayer de donner l'interprétation théorique de ces différents phénomènes.

Théorie de l'action de la température.

Envisagés du point de vue physiologique les différents effets de la température, dans l'action thermale, ne sont que le résultat d'efforts conservateurs, ne sont que des mouvements nécessités par le besoin de réagir. Dès qu'un bain s'écarte de l'indifférente en plus ou en moins, il devient aussi plus ou moins menaçant pour l'équilibre de la température naturelle du sang, et un mouvement réactionnaire s'établit aussitôt. C'est ce mouvement de réaction bien étudié qui donne la clef des effets variables de la température.

Comme tout dans l'économie tend vers l'intégrité de la température normale, la réaction organique doit être d'autant plus prompte et plus vive que le milieu ambiant a un pouvoir réfrigérant plus considérable. Or, l'on sait que de tous les milieux dans lesquels le corps de l'homme peut être placé, l'eau est celui dont la température se transmet avec le plus de vitesse et d'énergie, et il est prouvé qu'à égalité de température elle communique à l'organisme beaucoup plus de calorique que la vapeur ou l'air sec : ainsi un bain chaud de 45° centigr. donne autant de calorique qu'un bain de vapeur de 63°-69°, ou de l'air sec d'un degré thermométrique encore plus élevé. (Voir les expériences de Berger, Delaroche, Lemonnier et autres.) Par conséquent *le milieu aqueux est de tous les milieux celui qui tend le plus à déranger l'équilibre de la température normale, lorsqu'il s'écarte de l'indifférente.*

Quand le bain est chaud, l'absorption s'arrête : pourquoi cela? C'est que l'eau est chargée d'une quantité de calorique qui pourrait déranger l'état thermométrique du sang, si elle était portée dans le torrent circulatoire. L'absorption n'a donc pas lieu ; il se fait au contraire un mouvement d'exhalation, qui augmente en raison de la température et qui aboutit même à la vésication, lorsque la chaleur atteint un certain degré. L'exhalation cutanée, par la déperdition de calorique qu'elle entraîne, contre-balance jusqu'à un certain point l'effet du bain chaud, et ne peut être considérée ici que comme un effort conservateur de l'économie.

Si le bain est frais, il y a absorption de l'eau par la surface cutanée ; l'absorption devient plus active à mesure que le liquide perd en température : cette circonstance tient encore à une loi de conservation : la physique apprend, en effet, que tout corps, tout tissu, toute membrane qui absorbent, gagnent du calorique par le fait de l'imbibition. Plus l'imbibition est rapide et plus la production de calorique est grande. De là résulte déjà que l'imbibition doit être d'autant plus active que l'eau est plus froide, parce qu'il y a plus d'urgence de résister à l'action réfrigérante du bain. La pénétration rapide du tissu cutané par l'eau fraîche, bien que produisant au moment même une sensation de froid très-vive, détermine immédiatement après un échauffement de toute la périphérie, et c'est cet échauffement qui constitue ce que l'on appelle la *réaction cutanée*. La réaction est la conséquence naturelle, nécessaire de l'imbibition ; elle est toujours en raison directe de l'imbibition et, par conséquent, d'autant plus intense que l'eau est plus fraîche et plus pure. Une preuve que la réaction dépend principalement de l'imbibition cutanée, c'est que des plaques froides de métal ou de marbre, appliquées à la peau, ne produisent pas, ou de loin pas, l'échauffement consécutif comme l'eau froide ; c'est qu'une eau saturée de sels (et dont par conséquent l'imbibition se fait plus difficilement) est moins apte à produire la réaction que l'eau pure : aussi les hydropathes, dont le traitement repose, en majeure partie, sur la réaction, n'emploient-ils que l'eau la plus pure possible.

— Dans les bains frais l'organisme absorbe donc pour se défendre contre l'élément *froid ;* il agit purement dans l'intérêt du maintien de la température normale.

Donc le besoin de maintenir la température du sang est ce qui détermine l'absorption ou la non absorption de l'eau, selon que le bain a telle ou telle température.

L'activité de l'absorption cutanée dépend bien aussi, comme tout le monde sait, des besoins de l'économie : ainsi elle est exaltée par la soif, par la faim et par toutes les maladies qui dépouillent le sang de ses parties aqueuses, telles que le diabète, la diarrhée, la dyssenterie, etc. Mais dans tous ces cas il n'y a d'absorption qu'autant que la température du bain n'est pas contraire ou n'est pas trop élevée : l'absorption est toujours diminuée par tout ce qui accroît le mouvement du centre vers la circonférence ; elle est constamment en opposition avec l'exhalation.

Si le bain est tiède ou indifférent, il arrive un moment de stase ou d'arrêt dans le mouvement de l'eau, à moins que les besoins de l'économie ne sollicitent plus ou moins le travail absorbant. C'est à ce terme intermédiaire entre l'absorption et l'exhalation que le mouvement diffusionnel languit ou cesse tout à fait, et la raison en est simple : s'il y avait absorption, il y aurait production de calorique ; s'il y avait exhalation, il y aurait enlèvement de calorique : l'un et l'autre de ces deux mouvements tendraient à un dérangement de l'équilibre et seraient contraires au maintien de la température normale : la stase est donc de rigueur.

Telle est la théorie du mode d'action des bains d'eau simple. Quant à ce qui concerne les bains minéralisés, il faut également les considérer du point de vue de la réaction organique, si l'on tient à se faire une idée exacte de leurs différents effets : mais ici le mouvement réactionnaire est plus compliqué, et nous avons besoin de rappeler au préalable quelques lois de physique pour faciliter l'intelligence de la matière.

L'on sait qu'un corps, en passant de l'état solide à l'état liquide ou de l'état liquide à l'état gazeux, absorbe du calorique latent et cause un refroidissement des corps environnants ; — que si l'on met fondre un sel soluble dans de l'eau, ce sel produit en se dissolvant un abaissement de température ; — qu'une solution saline d'une certaine densité absorbe du calorique, si on l'étend, et produit par conséquent du froid. — *Ainsi tout corps, toute solution, tout liquide, en passant d'un état plus dense à un état moins dense, absorbe du calorique et produit un abaissement de température.*

L'on sait aussi qu'un corps qui passe de l'état gazeux à l'état liquide, ou de l'état liquide à l'état solide, abandonne son calorique latent et produit une élévation de température ; — qu'il y a dégagement de calorique lorsque, dans une solution, il se dépose des cristaux de sel ; — que toute solution qui se réduit perd du calorique par le fait de la réduction. — *Conséquemment tout corps ou tout liquide, en passant d'un état moins dense à un état plus dense, dégage du calorique et produit une élévation de température.*

Des corollaires qui viennent d'être posés résultent les conséquences suivantes .

1° Tout ce qui augmente la densité de l'eau des bains produit un dégagement de calorique et devient, par conséquent, une cause calorifique pour l'économie.

2° Tout ce qui fait diminuer la densité de l'eau des bains détermine une absorption de calorique et devient pour l'économie une cause réfrigérante.

3° Tout ce qui contribue à donner une plus grande densité aux tissus et fluides organiques, toute soustraction de parties aqueuses, fait perdre du calorique à l'économie.

4° Tout ce qui contribue à diminuer la densité des tissus et fluides organiques, à les imbiber, à les délayer, engendre du calorique dans l'économie.

Toutes les fois, par conséquent, que l'organisme aura à se défendre contre l'impression d'un bain chaud, ses efforts devront tendre : 1° à donner une moindre densité au liquide ambiant ou à affaiblir la solution, et 2° à faire perdre aux tissus et fluides animaux une certaine proportion de leurs parties aqueuses, ou à leur donner un plus haut degré de saturation saline. Or, la densité du bain peut être diminuée, soit par l'absorption des sels, soit par l'exhalation des parties aqueuses du sang ; et la densité des tissus et fluides animaux peut être augmentée, soit par l'exhalation cutanée pareillement, soit par l'absorption des substances salines. *Les bains chauds doivent donc déterminer, d'après la théorie, l'exhalation cutanée et l'absorption des principes salins.*

Toutes les fois, au contraire, que l'organisme aura à se défendre contre l'impression d'un bain de basse température, ses efforts devront tendre : 1° à augmenter la densité du liquide ambiant, et 2° à diminuer celle des tissus et fluides organiques. Or, la densité des bains peut être augmentée, soit par l'absorption de l'eau, soit par l'exhalation des sels du sang ; et la densité des tissus et fluides de l'économie diminue, soit par l'absorption de l'eau, soit par l'exhalation des sels. *Par conséquent les bains frais doivent solliciter, d'après la théorie, l'absorption des parties aqueuses et l'exhalation des parties salines du sang.*

S'il n'y a aucune influence contraire de température à combattre, toute tendance de la part de l'organisme à augmenter ou à diminuer la densité du liquide doit également disparaître. Par conséquent, lorsque le bain est au degré de l'indifférente, il doit y avoir stase pour les sels comme pour l'eau, ou, s'il se fait un échange de sels, la somme des matières salines fournies par le sang doit être égale à celle que fournit l'eau.

L'on voit, d'après ce qui précède, que la théorie, telle que nous venons de l'établir, confirme pleinement les différents faits que l'expérience a constatés jusqu'à ce jour. Basée sur les lois immuables qui régissent la matière, et confirmée par l'observation clinique, elle pourra servir de guide au médecin-inspecteur, l'éclairer sur la valeur des méthodes et des procédés, et l'empêcher de voir des qualités spécifiques là où le jeu bien compris des différents éléments de l'action thermale suffira pour dissiper tous les mystères.

Conclusions sur le mode d'action des bains.

1° La température est le grand modificateur de l'action des bains. L'endosmose, subordonnée aux lois de calorification, n'existe nulle part comme force indépendante dans les procédés balnéaires : les mouvements d'absorption et d'exhalation se font presque uniquement en vue du maintien de la température du sang.

2° Les bains chauds provoquent l'exhalation des parties aqueuses du sang; les bains frais sollicitent l'absorption de l'eau ; les bains simplement tièdes ou indifférents déterminent une espèce de stase ou d'état intermédiaire entre l'absorption et l'exhalation.

3° Les bains chauds favorisent l'imbibition des sels et leur introduction dans la masse sanguine; les bains frais empêchent l'absorption des sels.

4° Et, *vice versâ,* les bains chauds arrêtent l'exhalation des principes salins du sang; les bains frais la favorisent.

5° Tous les mouvements d'exhalation ou d'absorption gagnent en intensité à mesure que la température du bain s'écarte de l'indifférente.

6° La quantité de sels absorbés (dans les bains chauds) est toujours en raison du degré de saturation du bain.

7° La quantité de principes salins exhalés par le sang (dans les bains frais) est toujours en raison du degré de pureté de l'eau; elle s'affaiblit à mesure que le bain devient plus saturé.

8° Les bains chauds, en favorisant la pénétration du tissu dermoïde par les substances salines, contribuent à produire ce qu'on appelle *la poussée,* et déterminent ce mouvement excitateur cutané révulsif qui joue un si grand rôle dans la médecine thermale. Ce mouvement excitateur est toujours en raison de la température et du degré de saturation saline de l'eau.

9° Les bains frais, en déterminant l'imbibition plus ou moins rapide de la peau par les parties aqueuses, provoquent cette réaction cutanée qui joue un si grand rôle dans les traitements hydrothérapiques. La réaction, dans ce cas, est d'autant plus grande que l'eau est plus fraîche et plus pure.

10° Les bains chauds, en introduisant des sels dans la masse sanguine et en enlevant à celle-ci une partie de ses principes aqueux, rendent le sang plus dense, plus saturé, plus âcre, et deviennent ainsi un puissant moyen d'excitation.

11° Les bains frais, en enlevant des sels à la masse sanguine et en y introduisant de l'eau, rendent le sang plus aqueux, en diminuent la densité, et deviennent ainsi un moyen de sédation. Plus l'eau est pure et plus le bain devient calmant.

12° A égalité de température, les bains d'eau douce donnent une sensation plus vive de froid ou de chaud que les bains saturés de sels. Aussi l'indifférente présente-t-elle à l'échelle thermométrique un chiffre d'autant plus bas que l'eau du bain a une densité saline plus forte.

De la boisson minérale.

Il y a deux temps à considérer dans l'action de la boisson minérale. Le premier comprend la durée nécessaire pour égaliser les différences qui peuvent exister entre la température du liquide ingéré et celle de l'estomac. Le second temps, bien plus long que le premier, commence lorsque les différences de température sont égalisées.

Durant le premier temps l'absorption est puissamment influencée par la température de l'eau. Durant le deuxième temps la température, neutralisée dans ses effets, disparaît comme élément actif et laisse le champ plus ou moins libre aux forces endosmotiques.

Les phénomènes du premier temps se passent presque entièrement dans l'estomac; ceux du second temps ont pour siége le tube intestinal.

Premier temps. L'eau fraîche ordinaire, lorsqu'elle est ingérée dans l'estomac, est rapidement absorbée et bientôt éliminée par la diurèse, si la dose en a été un peu forte. Mais l'absorption se ralentit à mesure que la fraîcheur du liquide diminue. Si l'eau est prise à la température tiède ou indifférente pour l'estomac, elle est mal supportée, et l'estomac se refuse plus ou moins à l'absorber : il la rejette pour peu qu'elle soit ingérée en quantité un peu notable. Prise à une température plus élevée, à une température chaude (50-60° centigr.) et telle que Cadet de Vaux, par exemple, la recommande dans la goutte [1], elle est de nouveau mieux supportée et cause moins de nausées, parce qu'elle devient stimulante par son calorique ; mais, dans ce cas, elle détermine une forte exhalation pulmonaire et des sueurs profuses si elle est avalée à une dose tant soit peu élevée.

Relativement à l'absorption de l'eau, il y a donc une différence essentielle à établir entre l'organe cutané et l'estomac : la peau cesse d'absorber le liquide dont la température excède l'indifférente, tandis que l'estomac l'absorbe comme on vient de voir. *Ainsi pour être absorbée dans l'estomac, l'eau commune doit exciter cet organe par sa fraîcheur ou par sa chaleur, c'est-à-dire par un degré de température qui s'écarte sensiblement de l'indifférente.* Fraîche, l'eau sollicite l'absorption au plus haut degré ; tiède, elle ne la sollicite point ; chaude, elle la sollicite de nouveau, mais avec moins d'énergie : dans ce dernier cas le sang devient le véhicule du liquide chargé d'une trop forte quantité de calorique ; aussi l'eau chaude, ainsi que toutes les boissons aqueuses d'une température élevée, produit-elle un état de surexcitation dans l'acte circulatoire.

Si la boisson est une solution saline ou une eau minérale, l'absorption des parties aqueuses se fait toujours en raison inverse du degré de saturation du liquide.

Quant à l'absorption des sels, elle est d'autant plus faible dans l'estomac que le liquide a une température plus basse. Si la température du liquide est tiède ou indifférente, l'absorption se fait dans les rapports ordinaires de l'endosmose, c'est-à-dire que le plus saturé des deux liquides (sang et solution) perd au profit de l'autre une certaine proportion de ses matières salines. Si enfin la solution a une température plus élevée que l'indifférente, si

[1] De la goutte et du rhumatisme ; précis d'expériences et de faits relatifs au traitement de ces maladies. Paris, 1823.

elle est chaude, les rapports endosmotiques sont de nouveau rompus au profit du sang, et l'absorption des sels augmente en raison directe de la température du liquide ingéré.

Telles sont les lois qui régissent l'absorption stomacale : on voit que ce sont à peu de chose près les mêmes que celles qui président à l'absorption qui se fait dans les bains. La température est dans l'un et l'autre cas le grand modificateur des mouvements diffusionnels.

Mais peu à peu la température du liquide ingéré se met en équilibre avec celle de l'organisme. A mesure que les différences disparaissent, l'influence de l'élément *température*, si puissant dans l'action thermale, disparaît aussi : dès lors les phénomènes d'absorption et d'exhalation se règlent sur un certain équilibre endosmotique, qui cependant est encore sujet à être influencé par l'action nerveuse, comme nous l'avons déjà dit.

Ainsi l'action de l'estomac sur la boisson minérale est caractérisée par la grande part qu'y prennent les influences de température ; elle se distingue nettement par là de l'action des intestins.

Il résulte déjà de ces premières données que, si l'on vise à un effet purgatif, il faut une eau qui ne soit ni trop fraîche ni trop chaude, parce qu'autrement elle sollicite trop l'absorption stomacale, et l'on sait que plus l'absorption est active dans le tube alimentaire, moins il y a de chances pour l'effet évacuant.

Deuxième temps. Le deuxième temps commence aussitôt que l'équilibre est établi entre la température de l'eau et celle de l'intérieur du corps. Si l'eau était prise à une température indifférente pour l'estomac, il n'y aurait pas de premier temps, et le deuxième commencerait immédiatement.

L'eau minérale se trouvant d'un côté de la muqueuse digestive et le fluide sanguin de l'autre, il se manifeste une série de phénomènes qui tendent à équilibrer les densités salines des deux fluides.

De là résulte déjà qu'une eau minérale de même nature doit varier dans sa manière d'agir selon que son degré de saturation est inférieur, supérieur ou égal à la saturation sanguine.

D'après MM. Becquerel et Rodier [1] mille parties de sang humain, pris dans l'état de santé, contiennent en sel commun et autres sels solubles :

	CHEZ L'HOMME.	CHEZ LA FEMME.
	grm.	grm.
Une moyenne de....................	5,6	6,8
Un minimum de....................	4,3	6,0
Un maximum de....................	7,4	7,0

Donc il y a, dans la grande majorité des cas, 5 à 7 grammes de sels par litre de sang humain. Cette quantité nous servira de base ou de point de comparaison pour apprécier la valeur ou la signification physiologique de tel ou tel degré de saturation saline. Si une solution ou une eau minérale est saturée au même degré que le sang, nous dirons qu'elle est *isodyname* [2] ; il y aura par conséquent isodynamie lorsque le liquide contiendra 5 à 7 grammes de principes salins, ou, autrement, lorsque sa saturation se trouvera dans les limites ordinaires de la saturation sanguine. De même, nous dirons qu'une solution est *hypodyname*, lorsque son degré de saturation sera au-dessous des limites de la saturation du sang, et *hyperdyname* lorsqu'il les dépassera.

Un phénomène remarquable d'isodynamie c'est celui des aliments : chacun donne instinctivement aux mets, qu'il ingère, un degré de salure égal à celui de son sang. Ainsi un litre de soupe ou de bouillon exige environ 5 à 7 grammes de sel (desséché) pour convenir au goût de la plupart des personnes. Nous nous sommes convaincu de ce fait par des expériences directes, et, en goûtant le sang chez un grand nombre de personnes, nous

[1] *Gaz. méd. de Paris*, 1844, p. 741.

[2] De ισοδυναμος, qui a une force égale.

avons toujours trouvé qu'il avait exactement le degré de salure que doit avoir un aliment convenablement assaisonné. Le goût donne par conséquent la mesure de la saturation sanguine, et peut servir de guide pour reconnaître l'isodynamie d'une solution ou d'une eau minérale [1].

Cet équilibre de densité saline prouverait à lui seul que les forces de l'endosmose jouent un certain rôle dans l'économie vivante. L'isodynamie des aliments ne peut avoir pour but que l'harmonie dans l'acte nutritif. En effet, si le bol ou le fluide alimentaire était trop salé, il provoquerait immédiatement une exsudation de matières séreuses dans toute l'étendue de la muqueuse digestive et tendrait à communiquer du sel à la masse sanguine; si, au contraire, il était au-dessous du degré normal de salure, il tendrait à surcharger le sang de parties aqueuses et à le priver d'une portion de ses sels. L'hyperdynamie de même que l'hypodynamie dérangeraient plus ou moins le cours régulier de l'acte digestif; il n'y a que l'isodynamie qui réponde parfaitement aux exigences de l'organisme; dès que cet équilibre existe, les matériaux ne sont puisés dans le tube alimentaire qu'en raison des besoins et des pertes de l'économie, et la masse sanguine n'est pas exposée à recevoir un surcroît inutile de parties salines ou aqueuses.

Comme la densité saline du sang doit se maintenir pour chaque individu à un certain terme fixe et dans de certaines limites (pour des raisons que nous ne chercherons pas à éclaircir), il fallait nécessairement que les matières alimentaires, contenues

[1] Lorsqu'il est question d'eaux minérales dans ce travail, nous entendons parler des eaux salines chlorurées, de celles dans lesquelles le chlorure de sodium prédomine. Les principes minéralisateurs de ces eaux ont, avec les substances salines du sang, une analogie qui, depuis longtemps, a frappé tous les observateurs, et qui donne un caractère à part aux rapports endosmotiques entre le fluide sanguin et les eaux dont nous nous occupons.

dans les premières voies fussent au même degré de densité saline, parce que autrement l'endosmose digestive, trop sollicitée par des différences de saturation, aurait constamment provoqué des dérangements de l'équilibre.

On voit déjà, d'après cela, quel doit être l'effet des eaux minérales considérées dans le tube digestif. Si le liquide est au degré de l'hypodynamie ou, autrement, s'il est d'une densité saline moindre que le sang, il cède une partie de son eau à l'absorption et reçoit dans l'échange des sels la plus grande part. S'il est, au contraire, au degré de l'hyperdynamie, il gagne de l'eau par l'exhalation séreuse de la surface intestinale, et perd une partie de ses sels au profit du sang. Si, enfin, il est isodyname, il y a stase pour l'eau et équilibre dans l'échange des sels.

Telles sont les lois qui règlent le mouvement diffusionnel dans le tube digestif. On voit qu'il y a des circonstances qui favorisent l'absorption des principes minéralisateurs et d'autres qui l'entravent : or comme, dans l'application, il s'agit précisément de déterminer l'un ou l'autre de ces effets, selon qu'on a en vue d'agir sur l'assimilation ou d'évacuer, nous allons indiquer en peu de mots les règles à suivre dans l'administration de la boisson minérale pour atteindre soit l'un soit l'autre de ces résultats : de là les deux méthodes *altérante* et *purgative*.

Méthode altérante. Cette méthode consiste à faire pénétrer par absorption l'agent minéral dans la masse des humeurs ; elle exige que les doses soient toujours modérées et convenablement distancées. Administrées de cette manière toutes les eaux minérales agissent par absorption, quel que soit leur degré de température ou de densité. Cependant une température élevée sollicite l'estomac à une absorption plus active des matières salines, et un fort degré de saturation du liquide provoque également une absorption saline plus abondante : mais cette exagération du travail absorbant ne dure qu'autant que les différences de température et de densité ne sont pas égalisées : aussitôt que l'équilibre est établi, la diffusion se règle d'après les pertes ou les besoins de l'organisme.

Lorsqu'une eau fortement saturée arrive dans le tube alimentaire, elle provoque une sécrétion de matières séro-muqueuses d'autant plus forte que la solution est plus concentrée. Si le liquide n'est ingéré qu'en faible quantité, il se trouve bientôt délayé par les mucosités intestinales et ainsi ramené au degré de l'isodynamie ; mais s'il est pris en quantité un peu forte, il détermine aussi un plus grand flux de matières séreuses, et, par suite, une réaction de la part de l'intestin sur son contenu, d'où peuvent résulter des évacuations alvines. Il importe donc, lorsqu'on vise à un effet purement altérant, de n'administrer que par petites doses les eaux fortement saturées.

Une circonstance qui favorise encore l'absorption des eaux, c'est la présence du gaz acide carbonique. Les membranes digestives ont une affinité remarquable pour ce gaz; elles supportent bien mieux le contact d'une solution, qui en est imprégnée, que le contact d'une solution semblable qui en serait privée. Le gaz acide carbonique tempère et ralentit tous les mouvements contractiles du tube alimentaire; par là il contribue à prolonger le contact du liquide, qui en est chargé, avec la muqueuse digestive, et favorise ainsi l'absorption des principes même de la solution.

Lorsqu'il s'agit, par conséquent, d'administrer une eau minérale d'après la méthode altérante, il faut la donner par doses d'autant plus faibles et par intervalles d'autant plus grands que l'eau est elle-même plus saturée. Une température élevée du liquide est toujours favorable à l'absorption des principes salins, et la présence du gaz acide carbonique donne plus d'activité au travail des absorbants.

Méthode purgative. Lorsqu'on veut suivre cette méthode, il faut chercher à empêcher que le liquide minéral ne passe en trop grande proportion dans les secondes voies, par conséquent il faut viser à en restreindre l'absorption soit en dirigeant d'une certaine manière le mode d'emploi, soit en choisissant une température convenable et un degré de saturation saline ou gazeuse qui répondent au but.

Le mode d'emploi est l'opposé de ce qu'il est dans la méthode altérante. La méthode purgative exige toujours des doses plus ou moins fortes et rapprochées. Moins une eau est minéralisée et plus les doses doivent être grandes et répétées à de courts intervalles. Il faut que l'ingestion dans l'estomac soit toujours plus rapide que le travail des absorbants : de là résulte bientôt une accumulation de liquide qui finit par provoquer un mouvement de réaction de la part de l'intestin, et, par suite, un effet évacuant.

La température de l'eau est un élément important dans la méthode purgative. Nous savons déjà que les liquides frais sollicitent vivement l'absorption; ils sont donc peu favorables et ne peuvent servir comme évacuants que lorsqu'ils sont fortement saturés. S'ils sont moins chargés de sels, les doses demandent à être plus élevées et plus rapprochées, et dès lors il peut survenir des refroidissements d'estomac et toutes sortes de troubles digestifs par suite de la basse température de l'eau. Ainsi les sources salines chlorurées froides ne peuvent être convenablement utilisées comme purgatives que lorsqu'elles sont au degré d'une forte hyperdynamie ou lorsqu'on en élève artificiellement la température.

Si l'eau minérale est chaude, elle sollicite également l'absorption stomacale et présente, en outre, l'inconvénient de porter son action vers la peau et d'amener un état de surexcitation dans l'appareil circulatoire, dès qu'elle est administrée à des doses un peu fortes et rapprochées. Elle ne peut donc servir comme purgative qu'après refroidissement préalable.

La température tiède ou indifférente, qui favorise le moins l'absorption stomacale, serait par conséquent la température la plus appropriée aux solutions purgatives. En théorie le principe est exact, mais dans l'application il doit cependant être un peu modifié : nous venons de dire que la méthode évacuante exige toujours des doses d'eau plus ou moins élevées ; or, si le liquide qu'on porte ainsi dans l'estomac est d'une température absolument indifférente pour cet organe, il en résulte des nausées et même des vomissements pour peu que la dose soit considérable : les nausées se montrent d'autant plus vite que le liquide est moins saturé. Pour obvier à cet inconvénient il ne reste autre chose à faire que de diminuer de quelques degrés la température de la boisson, afin de solliciter la tolérance de l'estomac : plus la dose que le buveur est obligé de prendre est forte, et plus il faut qu'il descende au-dessous du terme indifférent. Une température inférieure de 5 à 10 degrés à l'indifférente est celle qui convient le mieux à une eau purgative.

Quant à la question de densité, l'on peut établir en thèse générale que les eaux sont d'autant plus laxatives qu'elles sont plus saturées de principes salins. Cependant les eaux fortement minéralisées présentent l'inconvénient de causer de la soif et de l'irritation, parce qu'elles provoquent une sécrétion exagérée de mucosités intestinales ; et les eaux faiblement minéralisées ont un autre inconvénient, celui de n'agir que lorsqu'elles sont prises à de très-hautes doses. Les eaux d'une concentration moyenne paraîtraient donc les plus aptes à la méthode purgative ! sans doute ; mais comme une certaine stimulation de la muqueuse digestive devient nécessaire et comme il faut une certaine exhalation de sérosités intestinales pour favoriser l'effet évacuant, il sera bon de porter la solution un peu au-dessus de l'isodynamie, sans toutefois atteindre un degré de saturation qui pourrait devenir irritant. C'est donc au terme d'une forte isodynamie qu'on trouve les bonnes eaux purgatives.

Nous avons déjà dit que le gaz acide carbonique ralentissait les mouvements contractiles du tube digestif et par conséquent l'effet évacuant : une bonne eau purgative ne doit donc pas être trop gazeuse ; et comme les méthodes purgatives supposent toujours l'ingestion de quantités d'eau plus ou moins grandes dans l'estomac, la présence du gaz acide carbonique aurait cet autre inconvénient de porter à la tête et de produire une ivresse minérale plus ou moins incommode ou dangereuse.

Par conséquent nous pouvons établir en principe « qu'une bonne eau purgative ne doit être ni trop froide, ni trop chaude, ni trop chargée de gaz acide carbonique, et que les meilleures dans le genre sont celles dont la température est un peu au-dessous de l'indifférente et la densité un peu au-dessus de l'isodynamie. »

Telles sont les considérations générales dans lesquelles nous avons cru devoir entrer pour faciliter l'intelligence de la partie médicale de ce livre. L'on voit que nous ne nous sommes nullement occupé de l'élément chimique, bien que ce soit peut-être le plus essentiel dans l'action thermale ; mais, outre que le sujet eût été trop vaste, cela nous aurait mené sur un terrain que d'autres ont amplement exploré déjà. Il doit nous suffire pour le moment d'avoir insisté sur la nécessité qu'il y a de bien distinguer les différents éléments de la médecine thermale, et de connaître la part d'influence exercée par chacun de ces éléments.

On a pu croire que l'observation clinique serait seule suffisante, en hydrologie, pour fournir les matériaux nécessaires à l'édification d'un corps de doctrine ; mais le temps et l'expérience ont prouvé qu'il n'en était pas ainsi. Les grands principes de la science ne peuvent être établis que par l'expérimentation physiologique : la simple observation médicale ne présente pas le degré de certitude nécessaire pour pouvoir servir de base à un système quelconque ; son but doit être l'application et non la doctrine ; elle peut et doit exercer son contrôle sur les données de la théorie, mais elle ne suffit pas pour en établir les principes.

L'observation clinique, telle qu'on peut la faire aux stations thermales, n'a le plus souvent qu'une valeur subjective ; elle profite bien plus au médecin qui observe qu'elle ne profite à la science. Nous sommes loin, cependant, de vouloir nier l'importance des bonnes observations médicales; leur utilité est incontestable, et ce serait se mettre en opposition avec l'expérience des siècles que de se refuser à l'évidence d'une semblable vérité; mais l'on ne saurait disconvenir que la médecine contemporaine n'en ait fait abus. Il n'y a pas d'idée, si bizarre qu'elle soit, qui n'ait pu se produire appuyée d'un certain nombre de faits. Les observations ont même quelque chose de si éventuel relativement aux principes, qu'on peut toujours opposer un cas à un autre, un fait pratique à un autre fait pratique : on ne saurait donc en user avec trop de discernement, et on risquerait de s'égarer en leur attribuant une valeur trop absolue. Il est d'ailleurs impossible que l'observation écrite rende toujours toutes les nuances que l'on peut saisir et sentir alors seulement que l'on connaît et que l'on suit le malade, nuances qui donnent quelquefois la clef des succès ou des revers. Comment obtenir toujours cette peinture vraie, vive et colorée qui seule peut donner du prix à l'observation écrite? Où trouver une plume assez exercée pour reproduire en toute occasion l'image exacte et fidèle de la nature? La plupart des observateurs ne donnent qu'une simple esquisse, dont la ressemblance, comme on pense bien, n'est pas toujours frappante de vérité. Au reste, l'observation écrite se ressent ordinairement des idées théoriques et du point de vue particulier de celui qui en est l'auteur; chacun donne au tableau une teinte à sa façon; chacun ne voit son sujet qu'à travers le prisme de son individualité. Que l'on fasse, comme nous l'avons fait bien des fois, et que l'on compare l'observation d'un seul et même malade écrite par deux ou plusieurs médecins, qui n'ont pas eu de relations entre eux, et l'on pourra se convaincre de la vérité de ce qui vient d'être dit. L'un diagnostique une gastro-entérite ou des crampes d'estomac, là où l'autre trouve une hépatite ou un engorgement de foie, et où le troisième reconnaît l'existence de calculs biliaires, en sorte qu'on est à se demander quelquefois si c'est d'un seul et même malade qu'il s'agit. Notre position de médecin des eaux nous fournit fréquemment l'occasion d'observer des discordances de ce genre. L'on sait, en effet, que beaucoup de visiteurs apportent une notice de leur médecin; souvent ils vont encore consulter, chemin faisant, quelque médecin en réputation dans l'une des villes qu'ils traversent; de là une autre notice. Quand de semblables documents nous arrivent, nous avons pour habitude de ne les lire qu'après avoir formulé notre diagnostique : mais la comparaison des différentes notices entre elles, puis la comparaison de ces notices avec notre propre diagnostique nous a fait découvrir plus d'une fois des différences tellement frappantes, qu'il aurait été difficile d'y reconnaître la même maladie, si l'identité du malade avait pu être le moins du monde contestée. Nous devons donc conclure que l'observation écrite change fréquemment de signification et de caractère selon la source d'où elle émane, et que de pareils matériaux ne sauraient suffire lorsqu'il s'agit d'établir un point de doctrine ou de faire quelque innovation dans le domaine de la pratique.

LES EAUX LAXATIVES

DE NIEDERBRONN

CHAPITRE Ier.

PARTIE TOPOGRAPHIQUE.

§ 1er. — Position géographique et site.

Niederbronn est agréablement situé au bas de la pente orientale des Vosges, vers l'extrémité septentrionale de l'Alsace et du département du Bas-Rhin, et sur la route qui mène de Metz et de Bitche à Strasbourg, c'est-à-dire vers l'ouverture de l'une des grandes gorges qui mettent l'Alsace en communication avec la Lorraine, par 48° 57′ de latitude et 5° 18′ de longitude Est de Paris, à 192 mètres d'élévation au-dessus du niveau de la mer.

Distances : 21 kilomètres de Haguenau, 46 de Strasbourg, 34 de Wissembourg, 37 de Saverne, 23 de Bitche et 128 de Metz.

Immédiatement derrière Niederbronn s'élève la chaîne des Vosges qui domine toute la contrée et qui s'étend du nord-est au sud-ouest. La commune elle-même est assise entre les collines qui forment les contre-forts des Vosges, et se prolonge dans le bassin du ruisseau de Falkenstein (*Falkensteinerbach*). Cette petite vallée, un peu sinueuse, se rétrécit et s'élargit alternativement avant de s'ouvrir du côté de Reichshoffen, à trois kilomètres des montagnes. Il résulte de cette disposition de terrain que Niederbronn ne devient visible que lorsqu'on en est très-rapproché. Toute la vallée est parcourue par la route de Bitche, qui longe le ruisseau et qui traverse la commune dans sa plus grande étendue. Le ruisseau de Falkenstein prend sa source dans les montagnes voisines, s'unit à Reichshoffen avec un autre ruisseau venant de Jægerthal, la *Schwarzbach*, et à Utenhoffen avec la *Zinzel*, et va rejoindre la *Moder* en deçà de Haguenau, pour se verser dans le Rhin près de Drusenheim.

Les environs de Niederbronn ont toujours été pour l'étranger un objet d'admiration par la beauté du site et par la richesse inépuisable d'une nature parfois sauvage, mais le plus souvent gracieuse. L'œil se promène avec plaisir sur ces collines, qui, dans leurs mouvements variés, présentent une heureuse succession de jardins, de vergers, de vignobles, de champs cultivés et de prairies. Mais ce qui prête un charme tout particulier à la contrée, ce sont les Vosges voisines avec leurs forêts de chênes, de hêtres, de pins ; avec leurs roches de grès au front nu et à la forme bizarre ; avec leurs vieux châteaux dont les ruines imposantes frappent çà et là l'œil étonné du promeneur. Pénétrez dans la montagne, et vous admirerez la grâce et l'harmonie avec lesquelles ces collines et ces vallées s'entrelacent, se nouent et se dénouent l'une dans l'autre. Dans le creux des vallons vous trouverez des villages laborieux et des usines bruyantes, qui vous représenteront la vie et l'activité industrielle des temps modernes, tandis que les châteaux ruinés des sommités voisines vous rappelleront les mœurs et les habitudes des temps passés.

Enlevé à ses occupations journalières, le visiteur, que le besoin de distraction ou de soulagement conduit en ces lieux, y trouvera donc de nombreuses occasions d'utiliser ses loisirs, soit qu'il veuille contempler la belle nature, interroger les monuments des temps anciens, ou étudier les ingénieux procédés qui secondent si heureusement la puissance de l'homme.

§ 2. — Climat.

Le climat de Niederbronn est à peu près comme celui de toute la zone montagneuse de la basse Alsace. La localité est saine ; l'air y est très-pur, et l'on n'y rencontre aucune maladie endémique. Par cela même que la commune est, en quelque sorte, adossée contre les Vosges et resserrée entre deux collines, elle se trouve jusqu'à un certain point garantie des principaux vents, surtout de ceux du nord, ce qui contribue à donner plus d'uniformité à la température et à rendre moins sensibles les changements subits de l'état atmosphérique. Ainsi, en hiver, et par les vents du nord ou du nord-est, il y fait moins froid que dans la plaine. Cependant, vers la fin d'août, lorsque les nuits commencent à s'accroître, l'air du soir, provenant de la gorge voisine, est déjà frais et rend certaines précautions nécessaires pour empêcher des refroidissements d'autant plus faciles alors que les journées sont encore chaudes.

§ 3. — Constitution géologique [1].

Les montagnes, près de Niederbronn, sont formées de grès

[1] Nous devons les détails de ce paragraphe à l'obligeance de M. Engelhardt, directeur de l'usine de Niederbronn. — Voy. aussi M. Daubrée, *Descr. géolog. et minéral. du Bas-Rhin.* Strasbourg, 1852.

à couches presque entièrement horizontales ; ce grès est généralement connu sous le nom de grès vosgien [1].

Dans la vallée de Jægerthal, près du moulin de Windstein, une masse de syénite se fait jour et se soulève au milieu du grès, comme un îlot.

Le long de la grande chaîne des Vosges se trouve un cordon de collines de grès bigarré [2] et de calcaire conchoïdal (*Muschelkalk*), qui, quoique peu développé, présente cependant toutes les assises de cette formation, les dolomies inférieures, le calcaire principal avec ses nombreux fragments d'encrines et les dolomies supérieures [3].

Ce calcaire est souvent accompagné, dans le pays de Bade et dans le Wurtemberg, ainsi que sur le versant occidental des Vosges à Saar-Albe, de bancs d'anhydrite et de sel gemme. Des fragments d'anhydrite, trouvés à Niederbronn, font présumer que quelques sections de la formation de sel gemme sont placées également dans ce district, et que c'est en filtrant à travers ces couches que l'eau de Niederbronn se minéralise.

Au muschelkalk succèdent les marnes irisées (Keuper), qui s'étendent surtout vers Oberbronn et Ingwiller, mais qui ne prennent pas ici l'importance qu'ils ont dans le Wurtemberg et sur le versant ouest des Vosges [4].

[1] L'on rencontre dans ce grès des filons de fer hydraté (*hématite brune*).

[2] Les plantes fossiles dont on trouve de si beaux échantillons dans le grès bigarré de Soulz-lès-Bains, ne se rencontrent à Niederbronn qu'en petits fragments. On trouve à Nehwiller, près Jægerthal, le *Plagiostoma striatum*, des fragments d'encrines et des empreintes pétrifiées de pattes de quadrupèdes.

[3] On trouve dans le muschelkalk, à Niederbronn et à Oberbronn, des dents et des os de *Nothosaurus*; des écrevisses (*Pemphix Sueurii*) ; des dents de poissons (*Plagodus gigas*, *Hybodus*, *Acrodus*, etc) ; l'*Encrinites liliformis* et le *Cidarites grandævus*; l'*Ammonites nodosus*, le *Nautilus bidorsatus*, les *Rhincholithes hirundo* et *avirostris*, le *Gervilia* (*Avicula*) *socialis*, le *Terebratula vulgaris* ; enfin des *Pecten*, des Trigonies, des Turritelles, des *Melania*.

[4] Ces marnes ne présentent pas de fossiles dans les environs de Nieder-

Les marnes irisées sont suivies du lias et de l'oolithe inférieure de la formation jurassique. Le lias inférieur s'étend de Wœrth vers Reichshoffen, Zinswiller et Zutzendorf. Du côté d'Uhrwiller on voit très-bien les coupes du lias moyen, et à Gundershoffen il y a un ravin taillé dans les marnes du lias supérieur qui a une réputation européenne par le grand nombre de fossiles qu'on y trouve [1].

Au centre des marnes du lias, entre Reichshoffen et Gundershoffen, surgit une éruption de basalte qui a été exploitée pour les routes.

Entre Gundershoffen et Griesbach l'on voit paraître l'oolithe inférieure, qui passe par Utenhoffen et s'étend vers Engwiller et Mietesheim [2]. C'est sur le flanc de ces collines jurassiques

bronn, mais on trouve au point de leur séparation avec le lias une couche de dents et d'écailles de poissons, qu'on peut très-bien observer près d'Oberbronn.

[1] Les principaux fossiles, que l'on rencontre dans le lias inférieur, sont les suivants : *Pentacrinites crassus* et *basaltiformis* ; *Terebratula lagenalis* ; *Spirifer Walcotii* et *rostratus* ; *Gryphæa arcuata* ; *Ostrea irregularis* ; *Pecten* ; *Monotis* (*Avicula*) *inæquivalvis* ; *Plagiostoma giganteum, Herrmanni* et *duplicatum* ; *Pinna Hartmanni* ; *Pleuromya* ; *Mactromya* ; *Pholadomya ambigua ; Trochus anglicus* ; *Ammonites psilonotus*, *liassicus*, *Bucklandi*, *Conybeari* et *angulatus* ; *Nautilus aratus*. Des dents et des écailles de poissons ; des vertèbres de sauriens ; des cycadées (*Zamites Mandelslohi*).

Dans le lias moyen l'on trouve les espèces suivantes : *Pentacrinites basaltiformis* et *subangularis* ; *Terebratula numismalis, rimosa, variabilis, tetraedra* et *acuta* ; *Spirifer verrucosus* ; *Gryphæa cymbium* ; *Plicatula spinosa* ; *Pecten* ; *Monotis inæquivalvis* ; *Homomya* ; *Pleuromya* ; *Mactromya ; Cardium* ; *typopodium ponderosum* ; *Inoceramus ; Spondylus tuberculosus* ; beaucoup d'Ammonites et de Belemnites.

Les espèces fossiles du lias supérieur sont : *Cyathophyllum mactra ; Ostrea ; Pecten ; Pholadomya ; Mya angulifera* (*Goniomya*) *; Astarte Voltzii* ; *Nucula Hammeri* et *claviformis* ; *Cardium* ; *Gervilia pernoïdes* ; *Trigonia navis, similis* et *pulchella* ; *Tellina gnidia* ; *Modiola* ; *Citherea trigonellaris* ; *Pinna* ; *Cuculea* ; *Trochus duplicatus* ; *Turbo capitaneus* et *subangulatus* ; *Turritella* ; *Cerithium costellatum* ; des Ammonites, des Nautiles, des Belemnites en grand nombre ; des dents et des écailles de poissons.

[2] Les fossiles que renferme cette oolithe sont : des Térébratules ; *Aulo*

que sont déposés les amas de mines en grains qu'on exploite pour les forges du Bas-Rhin. Outre ces mines, on en exploite encore d'autres dites *en plaquettes*, qui sont des dépôts de débris de géodes provenant du terrain liasique, réunis sur une même place par un lavage diluvien [1].

Près de Bouxwiller on voit une nappe de terrain palustre avec un dépôt de lignites qui alimentent la grande manufacture de produits chimiques de cette localité. Ce calcaire palustre est rempli de coquilles fossiles, hélices, paludines, planorbes et lymnées.

Enfin, du côté de Lampertsloch et de Soulz-sous-Forêts, on voit la molasse avec des lignites et des asphaltes, qui sont exploités par les usines de Lobsann et de Bechelbronn.

§ 4. — Flore.

La Flore de Niederbronn gagne un certain intérêt par la proximité des Vosges. Néanmoins elle n'est pas aussi riche qu'on pourrait le supposer, et parce qu'il n'y a pas de grandes eaux, et parce que les montagnes sont toutes boisées, et enfin parce que la culture s'étend toujours et d'une manière envahissante partout où, autrefois, les espèces les plus rares et les plus intéressantes pouvaient librement végéter.

Les principales essences des forêts sont, ainsi qu'il a déjà été dit, le chêne, le hêtre et le pin silvestre. Le sapin, l'épicéa, ainsi que le mélèze, sont déjà bien plus rares. Nous citerons

pora; *Cidarites maximus*; *Lingula Beanii*; *Ostrea eduliformis* et *Marshii*; *Pecten*; *Monotis*; *Plagiostoma*; *Trigonia clavellata*; *Pholadomya Murchisonæ* et *fidicula*; *Goniomya*; *Pleuromya*; *Corimya*; *Gresslia*; *Serpula socialis*; *Belemnites giganteus*; de belles Ammonites; des Nautiles; des écrevisses (rares).

[1] Ces mines de fer en plaquettes sont accompagnées, surtout à Mülhausen, de tous les fossiles du lias, plus des ossements et des dents tertiaires de carnivores, d'ours, de chevaux, bœufs, éléphants, tapirs, etc.

encore, comme essences très-répandues, le charme, le bouleau, le frêne, l'aune et le tremble ; l'orme et l'érable se rencontrent moins fréquemment ; le tilleul est rare ; le merisier, le pommier et le poirier sauvages se retrouvent assez communément ; le châtaignier se voit sur les pentes des Vosges, qui font face à la plaine, et sur les coteaux exposés au midi.

En fait de plantes médicinales nous citerons les suivantes : l'*arnica*, dans les vallées de Dambach et de Philippsbourg ; la *belladone*, dans les forêts fraîchement exploitées ; le *roseau aromatique*, à l'étang de Niederbronn et à Philippsbourg ; puis, en différentes localités, la *jusquiame noire*, la *pomme épineuse*, la *douce-amère*, le *trèfle d'eau*, la *ciguë* (*Conium maculatum*), le *phellandre aquatique*, la *bistorte*, etc.

Comme plantes rares et intéressantes pour le botaniste nous mentionnerons le *Daphne cneorum*, qui est abondant dans les bruyères des Vosges, principalement dans les basses localités depuis Niederbronn jusqu'à Bitche, et dans la direction de Stürzelbronn ; l'*anemone vernalis*, la *Digitalis grandiflora* et le *Scrofularia vernalis*, qui se trouvent dans les mêmes localités ; le *Lilium Martagon* çà et là sur les montagnes ; le *Malaxis paludosa*, qui est fréquent dans les étangs des environs de Bitche ; la *Calla palustris*, au Grafenweyer ; le *Thesium alpinum* et l'*Osmunda regalis*, à Oberbronn ; le *Lycopodium complanatum*, à Offwiller et à Stürzelbronn ; le *Scirpus radicans*, dans les marais desséchés des environs de Bitche.

§ 5. — Commune de Niederbronn.

(Constructions, organisation administrative, population, revenus, voies de communication, industrie.)

Niederbronn se présente à la fois avec des airs de citadin et de campagnard : c'est un long bourg qui se compose d'environ 470 maisons, et qui ne prend une apparence de ville que vers son milieu. Les extrémités ont tout l'aspect d'un village, et ce village se présente même assez mal lorsqu'on vient du côté de Reichshoffen. Tout le bourg se trouve naturellement partagé par le ruisseau de Falkenstein, en deux moitiés parallèles, l'une au sud et l'autre au nord; trois rues transversales établissent des communications entre ces deux parties de Niederbronn.

La partie nord, qui est la plus considérable, n'est, pour ainsi dire, qu'une longue rue formée par la route même de Bitche. On y remarque, outre les deux hôtels de la *Chaîne* et du *Lion*, la maison commune, qui a été construite en 1839, et qui, bien qu'un peu resserrée, produit un assez bon effet par l'élégance de sa façade.

La partie sud est celle qui renferme l'établissement minéral, avec ce joli emplacement (la *promenade*) où les baigneurs vont chaque matin boire leur eau, et autour duquel se trouve une série de belles maisons, toutes destinées à loger des visiteurs. Parmi les constructions que présente ce côté de Niederbronn, nous citerons, en premier lieu, l'église et le wauxhall. L'église date du milieu du siècle dernier; elle sert aux deux cultes et laisse beaucoup à désirer sous le rapport de l'entretien; la nef ressemble à un vieux bazar plutôt qu'à un temple du Seigneur. Cependant nous devons dire que des dispositions ont été prises par l'administration locale pour remédier à cet état de choses.

Le wauxhall, qui est consacré au service de l'établissement, a été construit en 1827, et forme un vaste bâtiment à deux étages, qui ne manque pas d'une certaine élégance; le perron, qui orne les abords de cet édifice, vient d'être garni d'une jolie toiture vitrée, soutenue par des colonnettes en fer, afin de pouvoir servir de promenoir en temps de pluie.

Nous citerons encore, pour le côté sud de Niederbronn, les

différentes salles d'écoles catholiques et protestantes; parmi les maisons particulières, les maisons Dietrich, Wenzelius, Salathé, Thouvenin, Grœter, etc.; enfin le couvent des *Filles du divin Rédempteur*, qui a été construit il y a quelques années seulement. Les religieuses de cet ordre ont pour mission de soigner les malades à domicile et de secourir les indigents. La chapelle gothique, qui est attenante à cette maison, présente par son bel intérieur un frappant contraste avec l'église communale.

Niederbronn est le chef-lieu du canton de ce nom et appartient à l'arrondissement de Wissembourg. La commune comprend dans sa circonscription territoriale le hameau de Wasenberg ainsi que les usines de Jægerthal et de Rauschendwasser. Elle a une justice de paix, un bureau d'enregistrement, une recette à cheval des contributions indirectes, une direction de poste aux lettres et un relais de poste aux chevaux.

Le chiffre de la population agglomérée s'élève, d'après le recensement de 1851, à 2,881 âmes, et celui de la population totale à 3,224. Sur ce nombre il y a 1,591 protestants, 1,290 catholiques et 343 israélites. On compte, pour toute la circonscription communale, 682 ménages et 500 maisons.

Une assez grande partie de la population appartient à la classe ouvrière. Une classe tout aussi nombreuse, c'est celle des cultivateurs; ils forment la partie indigène de la population, celle qui, fidèle aux anciennes traditions, a conservé le type de la localité. La bourgeoisie, plus faible en nombre que chacune des classes précédentes, se compose de familles qui sont en grande partie étrangères à la commune, et qui y remplissent des fonctions, soit administratives, soit relatives aux usines ou à l'établissement des bains. Les israélites sont, en quelque sorte, une classe à part, et se livrent, comme dans le reste de l'Alsace, au commerce, au courtage ou au colportage.

Niederbronn a un revenu régulier de 20,000 francs environ. La commune est en possession de 1,084 hectares de forêts, qui, tout en présentant encore de beaux cantons, sont cependant en grande partie coupées. Elle possède, en outre, 63 hectares environ de biens communaux, terres et prés. Dans cette évaluation du revenu communal n'est pas compris le revenu des bains ; car l'établissement des eaux a son administration et son budget à part, ainsi que nous le dirons encore plus bas.

Des routes bien entretenues mettent Niederbronn en communication facile avec toutes les directions : avec la plaine d'Alsace, par la belle route qui va à Haguenau et à Strasbourg ; avec la Lorraine, par la même route qui se dirige vers Bitche à travers les montagnes ; avec Saverne, par la route d'Ingwiller et de Bouxwiller ; enfin, avec la basse Alsace et la Bavière Rhénane, par la route qui se dirige à Wissembourg par Soulz-sous-Forêts. Pendant la durée de la saison, différentes voitures publiques, qui sont en correspondance avec le service des chemins de fer, facilitent aux étrangers l'arrivée dans la commune.

Niederbronn a deux foires, l'une le mardi le plus proche de la Sainte-Madeleine, en juillet, et l'autre le mardi le plus proche de la Sainte-Thérèse, en octobre. Il y a, du reste, marché tous les jours pendant tout le temps que dure la saison des eaux.

Très-animée pendant l'époque des eaux, la commune de Niederbronn ne manque pas non plus de vie dans le reste de l'année, tant à cause du passage très-fréquenté, que par les forges du Bas-Rhin, dont le bureau central est établi dans cette localité. Toutes ces forges appartiennent à la famille de Dietrich, et forment un seul établissement non moins remarquable par son étendue que par les bonnes méthodes de fabrication que l'on y emploie : elles comprennent les fonderies de

Niederbronn et de Merzwiller; les forges de Zinswiller, de Jægerthal et de Moutterhausen; enfin, l'atelier de construction de Reichshoffen. Elles fournissent au commerce ainsi qu'aux arsenaux des ouvrages en fonte d'une excellente qualité, des pièces mécaniques, des ornements, de la poterie, des ustensiles, des fers en barre, des petits fers, des essieux, des cercles, de la tôle, des bandages et essieux de roues de wagons et de locomotives, des machines à vapeur et moteurs hydrauliques, des transmissions, des wagons, tenders, plaques tournantes, etc. Environ 1,500 ouvriers sont employés dans ces différents ateliers métallurgiques. D'un autre côté, près de 500 ouvriers sont également occupés de l'extraction et du lavage des minerais, sans compter les voituriers qui, laboureurs la plupart, emploient leurs moments libres pour transporter ces matières premières. Comme presque toute la fabrication se fait avec du charbon de bois, il faut pour la consommation des six hauts fourneaux, qui marchent dans les temps ordinaires, et des différents feux d'affinerie, environ 4,000 mètres cubes de charbon par mois, ce qui représente à peu près 10,000 stères de bois, ou 120,000 stères dans l'année. Or, le façonnage et le charbonnage de cette énorme quantité de bois, ainsi que le transport du charbon, occupent encore un nombre de bras qui s'élève à passé 1,500. Le produit des forges en marchandises peut être évalué à

Fontes moulées	3,000,000 kilos.
Bandages et essieux pour chemins de fer	2,800,000
Fers forgés et essieux	500,000
Fers laminés	200,000
Tôles	200,000
	6,700,000

Le mouvement de tous ces fers occupe encore un grand

nombre de voituriers, et les chemins de fer ainsi que la navigation des canaux y trouvent également une large part.

Quant aux autres branches d'industrie, nous dirons qu'il y a, tant à Niederbronn qu'aux environs, des tanneries, des papeteries, des brasseries, des moulins à huile et à farine, une féculerie, des tuileries ; on exploite des carrières de grès, ainsi que des carrières de pierre à chaux ; enfin, la tabletterie forme pour la commune une branche d'industrie à part et qui n'est pas tout à fait sans importance ; nous y voyons, en effet, confectionner un nombre immense de ces jolis objets façonnés au tour, et où l'albâtre est très-heureusement marié au bois, tels que dévidoirs, métiers à broder, guéridons, corbillons, porte-liqueurs, etc. Ces *articles de Niederbronn* aussi élégants que peu élevés en prix, sont expédiés en grande partie à l'intérieur et à l'étranger.

§ 6. — Niederbronn considéré comme établissement de bains.

(Bâtiments de l'établissement, service des eaux, promenades publiques, commission administrative, recettes et dépenses, nombre des visiteurs, prix des objets, table et logements, amusements, excursions.)

Niederbronn est un des bains les plus anciens et les plus fréquentés de France. L'établissement, qui, autrefois, avait fait partie du domaine seigneurial, est devenu propriété communale depuis le commencement de ce siècle : il comprend, outre les sources, les bâtiments du wauxhall et les promenades.

Les sources, dont nous parlerons avec plus de détails dans le chapitre III, se trouvent au centre de la commune et au milieu de la promenade destinée aux buveurs. Peu distantes l'une de l'autre, elles sont renfermées chacune dans un réservoir en pierre de taille. Le bassin supérieur, qui est le plus grand, est recouvert d'un pavillon et entouré d'une élégante clôture en fer; il contient la source principale, celle qui sert à la boisson. Le petit bassin est à découvert et fournit uniquement l'eau pour les bains. L'eau de ce réservoir est conduite au moyen de tuyaux souterrains vers trois points différents en dehors de la promenade; des pompes sont établies dans ces endroits, et les gens de service viennent y puiser l'eau minérale nécessaire pour la préparation des bains.

Les deux sources sont affermées à un entrepreneur ou *distributeur d'eau*, chargé de servir les buveurs qui se présentent. La location du droit de distribution des eaux fournit un des revenus de l'établissement.

Le *wauxhall*, que nous avons déjà mentionné plus haut, est le bâtiment central de l'établissement et constitue proprement la *salle de conversation.* Il est affermé avec toutes ses dépendances à un traiteur, et cette location forme une autre partie du revenu des bains. Placé tout à côté de la source principale, il domine le plus beau côté de la promenade, et sert de rendez-vous, pendant la saison, à la partie la plus élégante de la société des bains. Au rez-de-chaussée sont les salles de restauration, de café et de lecture. Un bel escalier conduit au premier, où il y a la grande salle à manger, servant aussi de salle de danse lors des grands bals. Près de la salle à manger se trouve le petit salon, qui est le lieu habituel de réunion des visiteurs. Le reste du wauxhall est consacré à des logements particuliers. Un bâtiment économique, attenant à la construction principale et une glacière, située à une petite distance de là, complètent ce grand établissement.

Niederbronn possède plusieurs promenades, tant dans l'intérieur de la commune que dans la proximité. Celle de l'intérieur, ou *promenade centrale*, renferme les sources, ainsi que nous l'avons déjà dit, et est entourée d'une clôture en fer. Disposée d'un côté en allée, et de l'autre en jardin anglais, elle plaît généralement par sa distribution faite avec goût. On y remarque un choix bien entendu d'arbres exotiques d'une belle venue, et la grande variété de fleurs, qu'on a soin d'y entretenir, donne une physionomie toujours riante à ce joli emplacement. Un des avantages de cette promenade c'est qu'elle n'est exposée à aucun courant d'air ; le moindre rayon de soleil y devient bienfaisant dans la mauvaise saison, et, au fort de l'été, le visiteur y trouve de l'ombre suffisamment pour pouvoir y passer une partie de sa journée. Comme elle est située au milieu des habitations, elle forme en quelque sorte le centre du mouvement social de Niederbronn : c'est là que vient se rendre tous les matins la foule des visiteurs pour boire l'eau et se donner le mouvement nécessaire au succès de la cure.

A une petite distance de là, et du côté de la nouvelle avenue, se trouve la jolie promenade du *Herrenberg*, charmant coteau, d'où l'on jouit d'une vue magnifique, et que son exposition au nord rend si agréable au promeneur par l'ombre et la fraîcheur qu'il y trouve.

La nouvelle avenue elle-même doit être comptée parmi les promenades de l'établissement ; elle relie ce dernier à la grande route, dans la direction de Reichshoffen, et a plus d'un demi-kilomètre de développement. Elle est bordée d'une double allée de jeunes érables à feuilles de frêne (*Acer negundo*), et contribue, en raison de son étendue et du coup d'œil qu'elle fournit, à embellir l'entrée de la commune.

Une autre plantation se présente encore dans la direction de la montagne : c'est la promenade de la *Neumatt*. Elle s'avance dans le joli vallon qui sépare Niederbronn de la chaîne des Vosges, et conduit le promeneur par de beaux sentiers et à l'ombre d'arbustes d'agrément, jusqu'à mi-chemin de l'usine et de la forêt. Vers son extrémité, on remarque un kiosque rustique d'un effet très-pittoresque.

Enfin des sentiers ont été tracés pour les promeneurs dans les parties les plus voisines de la montagne et de la forêt; c'est, d'un côté (à gauche de la route), la promenade du *Roi de Rome*, et, de l'autre côté, celle des *Trois-Chênes*.

Nous ne devons pas omettre de mentionner ici les jardins des familles de Dietrich et Boursault, le premier surtout, qui est si richement orné de fleurs, et dont les propriétaires ont, jusqu'à présent, bien voulu permettre l'accès au public des visiteurs. Vers le milieu de ce bel enclos, on passe sous un petit pont en fonte, d'une seule arche, à la dentelure élégante et légère, et qui ressort d'une manière admirable du fond du paysage.

L'entretien des différentes promenades et des plantations est confié à un jardinier spécialement attaché à l'établissement des bains.

L'établissement lui-même est sous la direction immédiate d'une *commission administrative*, composée de neuf membres, dont six sont nommés sur la présentation du conseil municipal, et les trois autres directement par le préfet. Le maire en est président de droit. Cette commission règle le mode d'emploi des revenus de l'établissement et gère tout ce qui a rapport au service des eaux. Elle fait annuellement son budget, sur lequel le conseil municipal est appelé à émettre son avis avant qu'il ne soit soumis à l'approbation du préfet.

Les recettes ordinaires du budget des bains proviennent du produit de la location des sources, du wauxhall et des magasins; l'établissement tire encore quelque bénéfice de la vente des herbes et des fruits des différentes promenades. Les dépenses régulières comprennent les frais de bureaux et de perception, les contributions, les gages du jardinier et du surveilant, la subvention faite aux musiciens, différents frais de publication, l'entretien des bâtiments et du mobilier, enfin le paiement de journées, de voiturage, etc.

L'on pense bien que les recettes ordinaires n'auraient pas été suffisantes pour entreprendre les grands travaux qui ont été exécutés dans ces derniers temps, si l'État ainsi que le département n'étaient venus au secours de l'établissement par des allocations de fonds régulièrement continuées depuis bon nombre d'années. Ainsi, depuis 1826, époque à laquelle a été commencé le wauxhall et où l'on est entré dans une voie nouvelle d'améliorations, l'administration des bains a dépensé plus de 250,000 francs, tant pour acquisition de terrains que pour constructions nouvelles, réparations, ameublements, plantations, travaux d'art et de terrassement, etc., et, malgré ces fortes dépenses, il reste encore beaucoup à faire pour compléter l'établissement et achever le plan d'ensemble tracé depuis plus de quinze ans, et plusieurs fois modifié déjà depuis ce temps.

Les grands travaux qui restent encore à faire sont la construction d'un promenoir couvert près de la source, et d'une maison de bains avec douches, étuves, etc.

Bien que la faculté de pouvoir se baigner dans sa chambre ait des avantages incontestables dans une foule de cas, il n'en est pas moins vrai que les bains donnés à domicile dans des cuves où le corps ne peut ni se mouvoir ni s'étendre suffisamment, ne valent de loin pas les bains servis dans de grandes et belles baignoires, comme on en voit dans quelques établissements d'Allemagne, et où l'on trouve de l'eau chaude et froide à discrétion : car il est certain que les bains sont d'autant plus salutaires que le baignant a plus d'eau et d'espace et que l'eau peut être plus fréquemment renouvelée. Une maison de bains bien organisée serait sans contredit le progrès le plus important à réaliser pour Niederbronn; mais le manque de fonds s'y est opposé jusqu'à présent; d'un autre côté, l'intérêt privé, ne trouvant pas son compte dans la réalisation d'un pareil projet, ne néglige rien pour le faire échouer. Mais il est à espérer que la commission administrative, guidée par l'intérêt bien entendu de l'établissement et du public, ne se laissera rebuter par aucune difficulté et finira par mettre les bains de Niederbronn en état de répondre à tout ce que l'on est en droit d'exiger de nos jours.

Une maison de bains aurait encore un autre avantage en ce qui concerne le service médical, celui de soustraire peu à peu le baigneur aux exigences du logeur. L'on ne saurait croire combien le médecin des eaux éprouve de désagréments par suite de la circonstance que les bains sont donnés dans chaque maison. Le logeur, faisant de l'exploitation des bains un objet d'industrie, tient à ce que ses locataires se baignent; c'est son intérêt; et cependant il y a des maladies et des circonstances particulières qui excluent ce mode d'emploi des eaux. De là des difficultés entre le logeur et ses hôtes, ou bien entre le logeur et le médecin; les choses vont quelquefois si loin que le logeur fait tout son possible pour empêcher une consultation médicale, lorsqu'il a lieu de présumer qu'il pourrait en résulter une défense de bains. Un pareil état de choses est vicieux, et il n'y a qu'une maison de bains bien organisée qui puisse mettre fin à des abus de ce genre.

Il faudrait, de plus, pour la gestion de l'établissement un *commissaire des bains*, rétribué (car nous n'avons pas grandement foi dans les fonctions gratuites lorsqu'un service doit bien marcher). Avec un commissaire, il y aurait plus d'unité et d'esprit de suite dans la direction des travaux; il y aurait un contrôle plus actif, une surveillance plus régulière; il y aurait enfin une autorité spéciale, qui ordonnerait les choses à temps, et prendrait l'initiative partout où les circonstances le commanderaient.

Tous les ans, pendant la saison des eaux, l'administration des bains fait imprimer une *Feuille d'annonces*, qui paraît deux à trois fois par semaine, et qui indique le nom, la qualité, le domicile, le jour de l'arrivée et le logement des baigneurs. Nous allons indiquer, année par année, le nombre des visiteurs inscrits sur cette feuille, depuis qu'elle existe :

Années.	Nombre des visiteurs.	Années.	Nombre des visiteurs.
1824	812	1839	2129
1825	875	1840	1861
1826	815	1841	1767
1827	1046	1842	1973
1828	703	1843	1575
1829	798	1844	1398
1830	677	1845	1782
1831	813	1846	1972
1832	818	1847	1740
1833	1125	1848	1298
1834	1500	1849	2168
1835	1658	1850	1948
1836	1736	1851	1836
1837	1804	1852	1843
1838	1777	1853	1941

On peut estimer à 150,000 francs au moins la quantité de numéraire que les baigneurs laissent chaque année à Niederbronn; le nombre de bains pris dans une saison est de 18,000 à peu près, et plus de 200,000 verres d'eau sont distribués à la source pendant l'été. Le nombre de cruchons ou de bouteilles d'eau qui s'expédient au loin est de 4 à 5,000.

Le prix des chambres varie selon le rang de la maison, l'ameublement, l'exposition, etc., de 6 et 8 francs jusqu'à 20 francs et plus par semaine. On a généralement deux prix, le prix fort et le prix faible ; le premier, depuis la Saint-Jean jusque vers le milieu d'août, et le prix faible tout au commencement ou à la fin de la saison.

Le prix de table d'hôte est de 2 fr. 50 c. au wauxhall, et de 2 fr. à la *Chaîne*, au *Lion d'or* et à l'*Arbre vert*. Le prix des déjeuners varie de 40 à 60 centimes.

Le prix des bains est de 90 centimes dans les principales maisons, et de 75 centimes dans les maisons de second ordre; celui d'une douche est de 1 fr. 20 c.

L'abonnement au salon de conversation et de lecture est de 1 fr. 50 c. par semaine, pour les hommes, et de 1 fr. pour les dames. Les personnes non abonnées ont à payer 15 centimes par séance au cabinet de lecture, et 30 centimes par soirée au salon.

Le prix d'entrée aux bals est de 3 francs pour chaque cavalier seul ou accompagné d'une dame, et de 1 franc pour une dame seule.

Les sommes qu'on paie aux gens de service, au distributeur d'eau ainsi qu'à la musique, sont plus ou moins facultatives. Ainsi, il est assez généralement reçu de payer le service de la chambre et des bains à raison de 30, 40 ou 50 centimes par jour, ce qui fait environ 6, 8 ou 10 francs par saison, et le service de table à raison de 10 ou 15 centimes par jour, ce qui fait 2 à 3 francs. Quant à la gratification du distributeur d'eau, on ne peut guère donner moins de 3 francs pour une saison et par personne; il en est de même de la musique. Presque tous les visiteurs, enfin, vont souscrire pour une modique somme chez le trésorier de la caisse de bienfaisance au profit des pauvres; cet argent est principalement employé à fournir les bains gratuitement aux baigneurs indigents.

Lors donc qu'un baigneur de moyenne fortune se propose de faire une saison ordinaire de trois semaines à Niederbronn, il pourra prévoir ses dépenses de la manière suivante :

		fr.	c.
1°	Pour la chambre, à raison de 12 fr. par semaine.	36 fr.	» c.
2°	Pour les vingt et un bains	18	90
3°	Pour la table	60	»
4°	Abonnement au salon	4	50
5°	Gratification au domestique qui fait la chambre et prépare le bain	6	»
6°	Gratification au domestique qui sert à table	2	»
7°	Pour le distributeur d'eau	3	»
8°	Pour la musique	3	»
9°	Souscription pour les pauvres	1	50
10°	Dépenses variées et imprévues	25	10
		160 fr.	» c.

A Niederbronn, tout le monde loge; les particuliers qui ont des appartements disponibles prennent des baigneurs tout comme les hôteliers. On compte une soixantaine de maisons qui reçoivent habituellement des étrangers, et le nombre de chambres dont elles peuvent disposer en leur faveur s'élève à plus de 500. Ces maisons n'étant pas toutes montées uniformément, mais les unes avec plus de confort, et les autres d'une manière plus simple, il en résulte pour le visiteur cet avantage qu'il peut se loger et régler ses dépenses selon sa fortune et son rang.

Les logeurs ne fournissent d'autre repas que le déjeuner. Le dîner et le souper se prennent dans les hôtels. Il y a table d'hôte à 1 heure et à 4 heures. Presque tout le monde dîne à ces tables. Cependant, les personnes qui n'aiment pas ou qui ne peuvent pas quitter leur chambre, ont la faculté de se faire servir chez elles.

Les logeurs, ainsi que nous l'avons déjà dit, fournissent également les bains, qui se prennent dans la chambre même ou dans une pièce attenante. Plusieurs des maisons les mieux organisées ont, à côté des appartements, de petits cabinets de bains, ce qui épargne aux visiteurs le désagrément d'avoir la cuve dans leur chambre. Il n'y a que l'*hôtel de la Chaîne* qui possède un établissement de bains publics, c'est-à-dire une série de cabinets pourvus de robinets pour l'eau chaude et froide; dans le même hôtel on trouve aussi un appareil de douches bien conditionné. Un autre appareil de douches se trouve dans les dépendances de l'hôtel Thouvenin. Dans les maisons particulières et dans les hôtels, autres que la *Chaîne*, les bains sont portés par des gens de service qui, le soir, vont puiser l'eau minérale aux différentes pompes établies à cet effet près de la promenade, et remplissent les cuves jusqu'à une certaine hauteur; pendant la nuit, les cuves sont couvertes, et, le matin, on vient y verser la quantité suffisante d'eau minérale chauffée pour donner au bain la température convenable. Aussitôt que le bain est pris, ou pendant que les baigneurs vont boire à la source, les cuves sont vidées et couvertes pour le reste de la journée, ou bien on en débarrasse la chambre jusqu'au soir, où l'on vient de nouveau y apporter de l'eau.

Pour boire l'eau minérale, les malades se rendent le matin, de sept à neuf heures, sur la promenade centrale, auprès de la source, où l'on voit plusieurs personnes constamment occupées à servir les buveurs. Le soir, on ne boit qu'exceptionnellement. Rien de plus intéressant à observer que le mouvement de cette foule de visiteurs de tous les rangs, de toutes les contrées, qui se pressent autour de l'urne salutaire,

> Assemblage piquant de costumes, d'humeurs,
> D'âges, de nations, et d'état et de mœurs.

Tous les matins, pendant les heures de boisson, et, trois fois par semaine le soir, un orchestre établi sur la place même exécute des pièces de musique. Comme tout, dans un établissement thermal, doit porter à la distraction et entretenir la gaieté ainsi que la bonne humeur, la commission administrative n'a pas dû négliger ce moyen d'agir sur le moral des malades, et de répandre cette animation qui constitue proprement la vie des bains.

Niederbronn est un de ces bains où les distractions sociales sont à l'ordre du jour, et où l'étiquette, renonçant à ce qu'elle a de trop gênant, ne porte pas d'entraves au rapprochement des visiteurs. Le séjour y est agréable, l'existence facile et le train de vie fort animé pendant la durée de la saison. On y rencontre une foule de gens distingués tant par le rang et la fortune que par les connaissances et la culture de l'esprit, notamment beaucoup de personnes des différentes parties de l'Alsace et de la Bavière Rhénane, de la Lorraine et de la Champagne, de la Franche-Comté, et de tout l'est de la France. Un grand nombre de ces visiteurs sont d'anciens habitués, que la reconnaissance ou une sorte de culte pour les eaux ramène chaque année dans ces parages.

Les journées, pourvu que le temps le permette, sont toujours consacrées aux promenades et aux excursions. Les beaux sites des environs, l'aspect attrayant d'une nature riche en merveilles de tout genre entraînent constamment la société dans toutes les directions.

Parmi les buts de promenade qu'on choisit le plus fréquemment, nous citerons, en première ligne, les vieux châteaux ruinés, si nombreux dans cette partie des Vosges. Généralement placés sur la cime des montagnes, dans les positions les plus pittoresques, souvent sur des rochers majestueux et de l'accès le plus difficile, ils attirent de loin les pas et enflamment le courage du promeneur sensible aux charmes sévères d'une nature sauvage. Restes étonnants de constructions d'une solidité prodigieuse, ces vieux manoirs chevaleresques datent la plupart des XIe, XIIe et XIIIe siècles, et ont été détruits par les Français, en 1677, à l'occasion de la guerre des Pays-Bas. Leur construction primitive était telle qu'ils devenaient inaccessibles à tous les moyens d'attaque et qu'ils pouvaient facilement défier toute tentative hostile avant l'invention de la poudre à canon. Les roches qui leur servaient

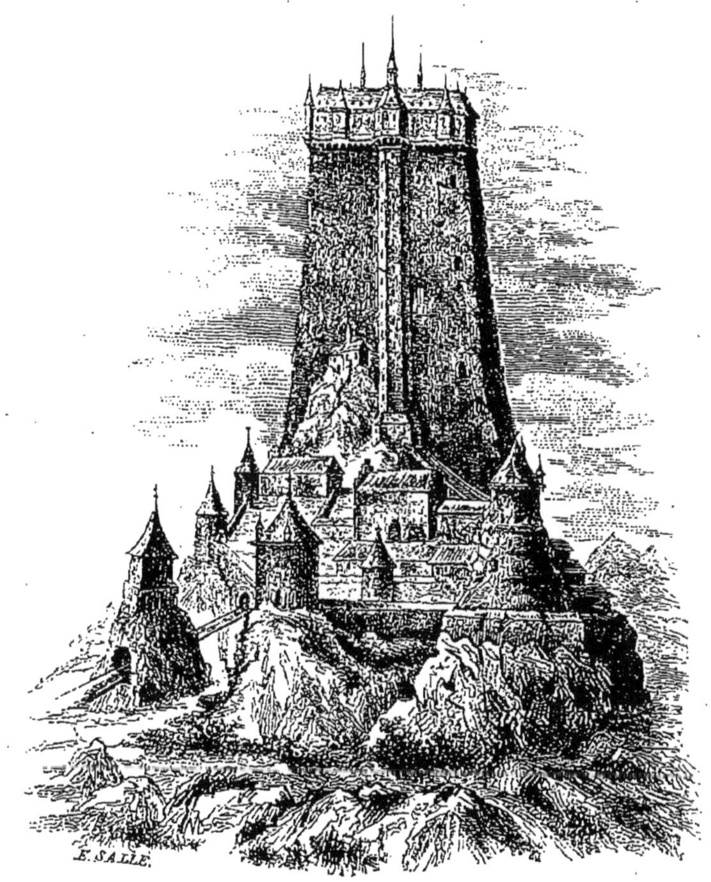

ANCIEN CHATEAU DE FLECKENSTEIN

D'après une figure de Specklé, 1589.

Nous n'en voyons plus que les ruines aujourd'hui. Voici ce qu'en dit Schœpflin : *Fleckenstein castrum insidet rupi excelsæ, quæ columnæ instar in altum assurgit, mirabile visu, olim inexpugnabile hosti. Ars juvit naturam. Rupes in formam turris excisa et excavata, impositis coronata ædificiis est.*

de support étaient elles-mêmes taillées, dans leur intérieur, en chambres, en galeries, en escaliers, en citernes, en puits, en écuries, en cachots, etc., ainsi qu'on peut encore le voir en visitant toutes ces antiques demeures. Les débris imposants qui ont échappé à l'action destructive du temps et des hommes, dénotent les travaux les plus hardis et les plus grandioses ; environnés aujourd'hui de fougères, de ronces et d'arbustes, dont souvent les racines aériennes serpentent au haut des murs et sont fixées dans les embrasures des croisées, ils commandent encore l'admiration par leur simple aspect, et inspirent une foule de réflexions profondes.

Celles de ces ruines que les promeneurs vont le plus souvent visiter, sont : 1° le *Wasenbourg*, qui domine Niederbronn et près duquel on trouve une inscription romaine taillée dans le roc [1]; 2° les deux *Windstein*, l'ancien et le nouveau, très-rapprochés l'un de l'autre, dans un site délicieux, derrière le *Jægerthal*, à six kilomètres de Niederbronn; 3° le *Falckenstein*, sur la route de Bitche, un peu plus loin que Philippsbourg, à dix kilomètres; 4° le *Fleckenstein*, dans la vallée de Lembach, tout près de la frontière, à dix-neuf kilomètres. Quelques promeneurs visitent encore le château de *Schœneck*, dans la direction de Windstein, mais plus éloigné de quatre kilomètres environ; celui de *Hohenfels*, près de Dambach, à dix kilomètres; et celui d'*Arnsberg* sur le sentier d'Oberbronn à Bærenthal. La plupart des baigneurs ne manquent pas non plus de visiter les châteaux forts de Bitche et de Lichtenberg, le premier à vingt-trois kilomètres de distance et l'autre à quinze kilomètres seulement. Parmi les anciens châteaux de la contrée ce sont les plus vastes et les seuls qui aient été conservés par l'État comme points militaires.

[1] Voir, pour plus de détails, le chapitre II, page 36.

Mais, outre ces monuments des temps anciens, de nombreux établissements d'industrie fournissent encore au visiteur des buts de promenade. Ainsi les différentes forges du Bas-Rhin se groupent autour de Niederbronn, qui en est le point central, et présentent à l'observateur, avide de connaissances, les procédés les plus nouveaux et les plus perfectionnés de la science métallurgique. Le baigneur visitera donc avec intérêt les usines de Niederbronn, de Zinswiller et de Jægerthal, l'atelier de construction de Reichshoffen, la laminerie de Mutterhausen et la fabrique d'acier de Bærenthal; mais ce qui l'intéressera surtout, c'est la verrerie de Saint-Louis, magnifique établissement dans la direction de Bitche et à égale distance.

Pour aller voir ces différents points, mais surtout les pointes éloignés, comme Windstein, Fleckenstein, Falckenstein, Bitche, Saint-Louis, Lichtenberg, etc., l'on se réunit souvent par sociétés de vingt, trente, jusqu'à soixante personnes. Ces excursions deviennent alors des espèces de fêtes champêtres; une file de voitures vient prendre tous ceux des baigneurs qui ont souscrit à la partie, et c'est ordinairement le matin, après le déjeuner, que le cortége se met en route. Inutile de dire qu'on n'oublie jamais de commander le dîner à l'avance.

Comme ces excursions ont toujours pour but la visite de quelque point intéressant soit comme site, soit comme établissement industriel ou comme monument antique, il se trouve que l'utile et l'agréable marchent ordinairement de pair. Quand la science et l'observation ont eu leur part, on se hâte de faire honneur au dîner; puis viennent les causeries, les mutuels épanchements, les jeux, la danse et toutes les effusions joyeuses des plaisirs champêtres;

> Que de vœux passagers, de liaisons soudaines!

et, pour que la partie conserve son air de fête jusqu'au bout, la rentrée ne se fait souvent qu'à dix ou onze heures du soir au son des instruments et à la lueur des flambeaux.

Souvent, lorsque les distances ne sont pas trop grandes ou lorsqu'il s'agit d'atteindre quelque point élevé, les promenades se font à âne. Les promeneurs moins valides et tous ceux à qui des excursions un peu longues ne sauraient convenir, trouvent dans la proximité de Niederbronn une foule de points favorisés par la nature ou embellis par l'art : il suffit de citer le beau coteau du *Herrenberg*, les promenades de la *Neumatt* et du *Roi de Rome*, le charmant sentier des *Trois Chênes*, la vallée de la *Durstbach* et les *Sources du Nil*, la ruine du Wasenbourg, le camp celtique, toute la vallée de Philippsbourg, Oberbronn, le Riesacker, le Jægerthal, etc.

Le soir, la société se réunit dans les salles du wauxhall. Les dimanches, il y a ordinairement grand bal, du moins pendant le fort de la saison. Ces bals, qui, dans le temps, avaient été très-fréquentés et très-brillants, ont, dans les dernières années, perdu de leur vogue, soit parce que le public ne recherche plus comme autrefois le plaisir de la danse, soit parce qu'une partie des visiteurs, trouvant à y satisfaire dans les petits cercles, se sent par cela même moins disposée à aller dans les grandes réunions dansantes. Néanmoins, l'on voit encore de jolis bals tous les étés.

Les réunions de la semaine sont celles qui obtiennent généralement la préférence ; elles ont lieu dans le petit salon, où l'on est toujours sûr de trouver une société choisie. Là, le jeu, la conversation, la musique et la danse font les occupations ordinaires de la soirée. Les relations qu'on y observe, sont sans roideur et sans contrainte, et la mode des grandes toilettes et du luxe, si gênante et si onéreuse dans certains établissements de bains, n'est jamais parvenue à subjuguer la société de Niederbronn.

CHAPITRE II.

PARTIE HISTORIQUE.

Ein ehrwürdiger Quell, wo schon Rœmer und Altdeutsche badeten, aber auch herrlich in seiner Wirkung. HUFELAND.

§ 1. — Antiquités celtiques et romaines.

Bien que l'établissement de Niederbronn ait été fréquenté depuis un temps immémorial, les documents qui mentionnent cette commune pour la première fois ne remontent pas au delà du XIVe siècle. Mais, à défaut de preuves par écrit, il existe des monuments sans nombre, qui dénotent une haute antiquité : ainsi, outre quelques vestiges du culte druidique, on a trouvé à différentes époques, tant à Niederbronn qu'aux environs, surtout près des sources minérales, dans la direction de la nouvelle avenue et de la ruelle dite *Kreutzgasse*, une quantité considérable de monnaies antiques, de sculptures de divinités païennes et d'autres objets qui ne laissent aucun doute sur le séjour que les Romains ont fait en ces lieux. Les premières constructions autour des sources remontent même à ce peuple-roi.

Nous parlerons d'abord des antiquités qui ont le caractère propre des monuments de la période celtique ; puis nous nous occuperons des restes bien plus nombreux, bien plus importants, que la période romaine nous a laissés.

Le monument celtique qui a le plus fixé l'attention des antiquaires, est l'enceinte sacrée de la *Ziegenburg*, c'est-à-dire de cette montagne conique, qui se trouve immédiatement derrière la forge de Niederbronn, à droite de la route, et en face de la ruine du Wasenbourg. Le sommet de cette montagne est couronné d'un mur d'enceinte d'un à deux mètres de hauteur sur une largeur égale, et construit avec des fragments de rochers pris sur place et superposés sans ciment, et sans qu'ils aient même été dégrossis. L'espace de terrain qu'entoure ce mur, ou plutôt cette ligne de pierres amoncelées, forme un triangle inéquilatéral, dont les deux grands côtés, de 160 mètres de développement, ont leurs lignes curvoïdes diversement modifiées suivant les saillies naturelles des roches qui bordent la crête du mont, et auxquelles on a, autant qu'il a été possible, appuyé le mur. Quant au petit côté du triangle, qui coupe en travers le sommet de la montagne, son mur, attendu la configuration du sol, a pu être tiré en ligne droite sur une longueur de 66 mètres. On vient de dire que les fragments employés à cette œuvre sont dans toute leur irrégularité naturelle ; toutefois, on ne devra pas en conclure que l'usage des outils en fer ou en bronze trempé fût étranger à ses constructeurs ; car, dans l'intérieur de l'enceinte, on voit, en plusieurs places, les empreintes du ciseau ou du marteau à pointe. Ici, ce sont des trous carrés, entaillés comme pour placer des poutrelles ; là, des ovoïdes de quelques centimètres de grand diamètre, gravés sur les surfaces unies, et, entre autres, sur celle d'une énorme roche plate, légèrement inclinée, au plan inférieur de laquelle est une rainure transversale de 3 mètres de long. Pourquoi ces entailles, quel est le sens mystique de ces ovoïdes ? Le sang humain aurait-il coulé dans cette rigole pour des sacrifices druidiques ? Telle est, du moins, l'opinion d'un savant antiquaire, de M. Beaulieu [1], qui vient de publier une notice sur les monuments d'origine celtique et romaine de cette contrée.

Vers la pointe de l'enceinte en question se trouvent deux pierres saillantes, qu'on aperçoit de très-loin, depuis qu'une coupe de bois a dénudé le versant escarpé de la montagne. Ce sont deux pierres plates et triangulaires de 2 à 3 mètres de haut, parallèles et placées debout sur un bloc de rocher. Quelques personnes y voient un *dolmen,* dont la pierre transversale, qui couronnait ces sortes de monuments, aurait été enlevée.

L'enceinte de la Ziegenburg, qu'on désigne généralement, dans la contrée, sous le nom de *camp celtique*, était-elle effectivement un camp d'observation celto-gaulois ou un *oppidum*, dans lequel les populations voisines se réfugiaient avec leurs effets et leurs bestiaux à l'approche de l'ennemi? Cette opinion ne paraît guère admissible, lorsqu'on considère la faible élévation des murs d'enceinte et le peu d'étendue du terrain qu'ils enclosent et dans lequel ne jaillit aucune source. Aussi M. Beaulieu pense-t-il, avec raison, que l'enceinte en question, ainsi que plusieurs autres qu'on rencontre dans les Vosges, n'a pas eu une destination militaire, mais religieuse, et qu'elle servait au culte druidique.

Non loin de là, à mille mètres environ, sur la même hauteur, et dans la direction du Wintersberg, on voit une figure de femme sculptée en relief dans le creux, sur la paroi sud-est d'un rocher. Rien de plus grossièrement travaillé que cette figure, qui, en outre, a subi, dans les temps modernes, d'étranges mutilations. On la désigne vulgairement sous le nom de *grosse Lise* ou de *Pompernickel*. M. Beaulieu pense qu'elle représentait une divinité locale, peut-être la Diane *Vosega*, et

[1] Antiquités des eaux minérales de Vichy, Plombières, Bains et Niederbronn. Paris, 1851.

que, si elle ne date pas de la période triboco-mediomatricienne, elle est certainement une œuvre des premiers temps de l'occupation romaine.

Sans vouloir nous rendre juge de la question, dans laquelle nous devons déclarer notre parfaite incompétence, nous passerons aux monuments de la période suivante, monuments dont le caractère est moins obscur, et qui, sous le rapport de l'histoire et de l'art, offrent un intérêt bien plus varié.

Chez les Romains, le goût des bains allait jusqu'à la passion; aussi érigèrent-ils de somptueux édifices partout où ils rencontraient des sources thermales, et jusqu'aux extrémités de leur vaste empire. C'est à ce besoin de bains publics et à cette tendance d'utiliser toutes les eaux minérales, qui se trouvaient à portée, qu'on doit attribuer la fondation de Niederbronn et la construction des premiers travaux autour des sources. On ignore le nom que les Gallo-Romains donnaient à cet établissement ou à ce *vicus ;* ce qu'il y a de certain, c'est qu'il a été dévasté à la suite de leur domination, et qu'il a tellement disparu sous les terres amenées par les eaux pluviales et les inondations, qu'il faut aujourd'hui creuser à plus de deux mètres pour retrouver les restes de la ville romaine, son beau pavé, les bassins de ses sources minérales, ses thermes, ses bas-reliefs et ses autels.

C'est en 1592, quand le comte Philippe de Hanau, seigneur de Niederbronn, entreprit de faire curer les bassins des deux sources, qu'on reconnut l'origine romaine de cet établissement. Ce curage procura, d'abord, plus de 300 monnaies antiques, en grand, moyen et petit bronze, qu'on retira du fond des bassins ; elles étaient toutes romaines et formaient une série assez continue du règne d'Auguste à celui de Théodose et d'Arcadius ; la plus ancienne datait des derniers temps de la république : elle était au coin de Marc-Antoine, le triumvir. Toutes les autres appartenaient à l'empire ; parmi ce nombre on en a remarqué une d'Auguste, deux de Néron, plusieurs de Vespasien et de Titus, dix-sept de Domitien, sept de Nerva, une trentaine de Trajan, plus de soixante d'Adrien, une vingtaine d'Antonin, dix de Marc-Aurèle, cinq de Commode, et un plus ou moins grand nombre de Gallien, de Claude, d'Aurélien, de Constance, de Constantin le Grand, de Valentinien, de Valens, de Théodose et d'Arcadius [1]. Ces monnaies constituaient, sans doute, d'après un usage consacré dans les temps anciens, des dons modestes qu'on offrait à la divinité tutélaire de la source, soit afin de mériter sa protection, soit en reconnaissance de la guérison qu'on aurait obtenue.

On reconnut, en outre, pendant l'opération entreprise par le comte de Hanau, que l'enceinte des sources, en hexagone, était une œuvre du moyen âge superposée à un autre mur de construction romaine couronné d'une corniche qui servait de margelle aux bassins, avant l'exhaussement du sol. L'enceinte romaine est en pierres de taille d'une perfection toute particulière, tandis que la maçonnerie supérieure, de date plus récente, est moins belle. C'est à deux mètres et demi au-dessous du sol actuel que se trouve la séparation des deux genres de constructions, et c'est au même niveau, tout autour des sources, que l'on a trouvé un beau pavé antique, déjà signalé par Rœsslin (*l. c.*) ; des traces du même pavé ont été retrouvées, depuis, dans d'autres parties de Niederbronn, mais toujours à la même profondeur.

La forme et les dimensions de ces anciens bassins ne laissent pas de doute qu'ils n'aient été construits, à l'époque de l'occupation romaine, pour servir de *lavacra* ou de piscines, dont

[1] Voy. Rœsslin, *das Elsass*, etc., où toutes ces monnaies sont décrites et figurées.

l'une pour les hommes et l'autre pour les femmes. Vitruve nous apprend, en effet, que partout dans les établissements romains les piscines étaient doubles, une pour chaque sexe.

Ces indices d'une organisation de bains romains faisaient supposer que Niederbronn devait aussi avoir eu ses étuves ou son *laconicum*, et c'est en effet ce qu'on a retrouvé, en 1845, en creusant les fondations de la maison d'école catholique, à la distance de 80 à 100 mètres des sources. En déblayant le sol, on y découvrit une aire, en hémicycle, d'une étendue de cinq à six mètres, faite en larges carreaux de terre cuite, recouverts d'une couche de ciment, et appuyés par leurs angles sur des colonnettes en briques : au-dessus s'arrondissait une voûte peu élevée en maçonnerie. Le tout a malheureusement été détruit, puisqu'une nouvelle construction devait s'élever à la place de cette ancienne étuve. — Des restes d'un autre édifice de ce genre, mais beaucoup plus considérable, ont été découverts, en 1786, au Riesacker, à trois kilomètres de Niederbronn. De nouvelles fouilles, faites en 1847, ont mis au jour tout l'ensemble de ce *laconicum*, dont on put, dès lors, apprécier l'étendue et l'importance. M. Beaulieu en a donné une description complète avec figure (*l. c.*).

Outre ces restes de thermes romains, il a encore été trouvé, tant à Niederbronn qu'aux environs, une foule d'objets antiques, qui appartiennent presque tous à la statuaire et dont nous allons mentionner les principaux. Ainsi on a déterré, en 1718, tout près des sources minérales, un autel ou cippe quadrilatère sur lequel sont figurés en relief Mercure, Minerve, Hercule et Apollon, ce dernier tenant d'une main son arc et de l'autre une lyre. Ce beau morceau, qui a été transporté au musée de Strasbourg, a été décrit et figuré par Schœpflin [1]. Le même

[1] *Alsatia illustrata*, tom. I, p. 473. Voy. encore, pour les antiquités de

auteur décrit encore un fragment de colonne qu'une inscription consacrait à Jupiter, un bas-relief de Pallas casquée, avec la lance, le bouclier et une chouette à sa gauche, enfin des vases et d'autres objets précieux qui ont été trouvés à Niederbronn.

Il y a une douzaine d'années qu'on a découvert, en creusant les fondations d'une maisonnette de la *Kreutzgasse*, un bas-relief de 50 centimètres en carré, taillé dans le creux, très-saillant et d'une parfaite conservation. On y voit deux figures de femmes dont l'une, l'Abondance, est vêtue d'une tunique recouverte de la *stola*, et tient de la main gauche une corne remplie de fruits. L'autre est une Vénus coiffée de ses cheveux roulés autour de la tête, au sommet de laquelle est attaché un immense *peplus* qui retombe jusqu'aux talons, en laissant à nu toute la partie antérieure du corps. Sa main gauche tient un miroir dans lequel elle contemple ses traits ; de la droite elle relève un coin du *peplus*. Ce bas-relief, qui, d'après la manière dont il est traité, paraît remonter à la fin du IIIe siècle, est entre les mains de M. de Dietrich et a été décrit et figuré par M. Beaulieu (*l. c.*).

On a retiré, vers la même époque, des fondations de la maison Grœter, une autre figure de Pallas avec la lance et le bouclier ; elle est revêtue d'une tunique sur laquelle retombe la *stola*, et porte au cou un torque d'une énorme grosseur. Ce morceau de sculpture, dont la partie supérieure manque, a un mètre de haut ; il est placé à la promenade du *Herrenberg*.

Un cippe antique, trouvé à Niederbronn, a été pris comme pierre de limitation entre les banlieues d'Oberbronn et de Niederbronn, et se trouve dans le canton dit *Thalermatt*. On y voit les figures de Mercure, d'Hercule, de Minerve et de Junon ou Vesta. C'est ce cippe dont parle M. Schweighæuser

Niederbronn, les pag. 445, 446, 447 et 461 du même volume, ainsi que la pag. 238 du tom. II.

(*Annuaire du Bas-Rhin*, pour 1822, p. 342) et qu'il croit perdu ou enfoui sous terre.

L'on pense bien qu'il ne nous a pas été possible de citer tous les monuments ou objets antiques qui ont été trouvés à Niederbronn et dans les environs ; bon nombre de ces débris d'origine gallo-romaine ont été dispersés ou détruits ; d'autres sont éparpillés dans les collections particulières, parmi lesquelles nous devons surtout mentionner celle du docteur Schnœringer, à Brumath. Aucune partie de l'Alsace ne présente, d'après la remarque de Schœpflin, autant de témoignages matériels de la présence des Romains que celle dont nous nous occupons. Il suffit de creuser la terre dans certains quartiers de Niederbronn pour y trouver d'anciens murs de fondation, des canaux, des portions de pavé antique, des débris de sculptures romaines, des monnaies, des vases et des tuiles antiques, le tout plus ou moins entremêlé de charbons, absolument comme si l'établisssement romain avait été détruit par un incendie.

Plusieurs vieilles églises ou chapelles des environs ont été construites sur l'emplacement et avec les débris mêmes d'anciens temples romains ; de ce nombre sont : 1° la chapelle de Wolfertshoffen ; 2° la petite chapelle gothique dont on voit les ruines tout près de Reichshoffen sur le chemin de Wœrth ; plusieurs beaux bas-reliefs en ont été retirés et envoyés, dans le temps, à Schœpflin, qui en a donné la description et la figure (*l. c.*, tome I, page 437). On y voit encore encastrés, dans la paroi du mur intérieur, la partie supérieure d'une image de Mercure, et, à côté, un bas-relief représentant une hydre à sept têtes ; 3° l'ancienne église de Langensulzbach ; elle a été démolie il y a quelques années ; plusieurs des bas-reliefs qu'on y a trouvés, ont été fixés, grâce aux soins de M. le pasteur, dans le mur de clôture de l'église nouvelle ;

4° l'ancienne église de Spachbach, près Wœrth; elle a été démolie en 1827; on y a trouvé un nombre considérable de bas-reliefs et d'inscriptions, entre autres un zodiaque; la plupart de ces pierres furent brisées et employées comme matériaux pour le nouveau temple. Quatre morceaux du zodiaque et quelques autres fragments de peu d'importance ont seuls pu être sauvés de ce vandalisme par M. Th. Strauss-Dürckheim; 5° l'ancienne chapelle de Nehwiller; elle existait encore vers la fin du XVIe siècle à la place qu'occupe aujourd'hui la maison du sieur Mori; on a trouvé parmi les décombres de ce petit temple plusieurs pierres votives et un sarcophage. M. Schweighæuser (*l. c.*) parle d'un bas-relief qui se trouve dans le même endroit, à quelques pas de là, dans le mur de la ferme dite *Tæuferhof;* il représente deux figures, l'une masculine et l'autre féminine; d'après l'inscription dont elles sont accompagnées, ce sont Apollon et Diane, que cette inscription appelle *Luna*.

Tous les points stratégiques de la contrée présentent encore des débris d'anciennes stations romaines; une grande partie de nos villages doivent à ces stations leur origine, et les églises actuelles se trouvent sur l'emplacement des temples païens, auxquels elles ont succédé.

Un des points les plus intéressants pour les antiquaires, c'est la *Hardt*, plaine sablonneuse près de Gundershoffen, à six kilomètres de Niederbronn, où il y avait un *vicus* d'assez grande importance, si l'on en juge par les pierres taillées, les briques et les tuiles qui jonchent le sol sur une surface fort étendue. C'est là que le docteur Schnœringer a découvert les restes des murs d'un temple gallo-romain enfouis à un mètre de profondeur, et dont l'élévation peut être d'un mètre et demi. Ces substructions forment un quadrilatère de six mètres, dont l'intérieur était rempli de tuiles plates, de chapiteaux brisés et d'autres débris antiques sans aucune importance; mais en étendant les fouilles au pourtour de l'édifice, on découvrit plusieurs dalles à bas-reliefs, monuments votifs érigés en l'honneur de Mercure et portant des inscriptions remarquables, qui viennent d'être éditées par M. Beaulieu (*l. c.*). Les fouilles, qu'avait fait faire le docteur Schnœringer en cet endroit, lui ont procuré, en outre, une centaine de monnaies romaines de divers modules, la plupart assez bien conservées et du plus beau vert antique.

Il y avait, enfin, sur la montagne du Wasenbourg, une petite chapelle romaine consacrée à Mercure, le dieu par excellence des populations vosgiennes; une inscription votive en fait foi. Cette inscription, dont nous avons déjà parlé, est gravée en beaux caractères sur une des parois du rocher qui supporte les restes du château, et qui fait face à Niederbronn. En voici une copie figurée.

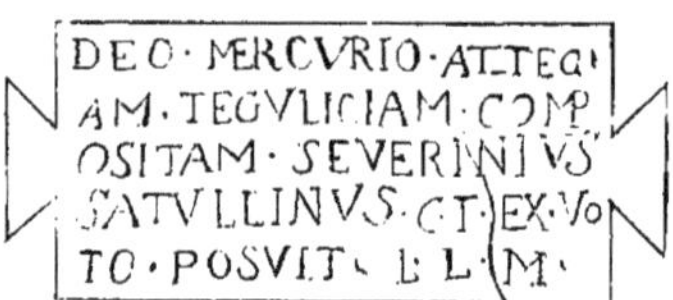

Ce qui peut se rendre de la manière suivante : Au dieu Mercure. Severinius Satullinus, fils de Caïus, a consacré cette petite chapelle, couverte en tuiles et décorée, suivant son vœu accompli de très-bon cœur et avec justice. — Ce qui frappe spécialement dans cette inscription, qu'on trouve dans tous les recueils et à laquelle ses lettres accouplées et d'inégale grandeur assignent pour date le IIIe siècle de notre ère, c'est l'adjectif *tegulicius*, mot d'un latin topique, qu'on ne trouve employé nulle part ailleurs, et qui a passé du rocher du Wasenbourg dans les dictionnaires. Mal comprise, cette inscription avait fait croire à Specklé [1] que le château était romain; mais Schœpflin a réfuté cette erreur, en faisant voir que l'inscription ne parlait que d'un petit édifice légèrement construit, tandis que le château, d'une construction monumentale, porte tous les caractères du moyen âge. — En 1755, on a découvert, près de ce château, la partie inférieure d'un autel brisé, dressé vers l'an 212, sous le consulat de Caracalla et de Géta, par les soldats de la huitième légion, qui venaient y acquitter un vœu mentionné dans l'inscription du fragment. Le nom de Géta est effacé et présente un exemple de plus de cette persécution exercée par Caracalla contre la mémoire d'un frère assassiné par ses ordres. Ce fragment, qui est au musée de Strasbourg, a été publié par Schœpflin (*l. c.*).

Les différentes données qui précèdent nous permettent d'établir :

1° Que les peuplades celtiques, qui ont occupé ce coin de l'Alsace, y ont laissé quelques monuments religieux et des traces non équivoques du culte druidique;

2° Que les Romains sont venus s'y établir dès les premiers temps de l'ère chrétienne, qu'ils ont fondé différents *vicus* dans les environs, introduit partout leur art, organisé leur culte et substitué leurs dieux aux divinités gauloises ou tribocques;

3° Qu'ils ont également fondé un *vicus* dans la vallée de Niederbronn dans l'unique but, très-probablement, d'exploiter les sources minérales, autour desquelles ils ont exécuté des travaux importants pour avoir tout un système de bains, un *laconicum* et tout ce qui s'ensuivait, les bassins des sources leur servant de piscines ou de *lavacra*;

4° Que ces bains ont été fréquentés, sans interruption, à partir de l'occupation du pays par les Romains jusqu'à l'ex-

[1] Daniel Specklé, *Architectura von Vestungen*. Strasbourg, 1589, in-fol.

tinction de leur pouvoir, c'est-à-dire durant plus de quatre siècles ;

5° Enfin, que, dans le courant du ve siècle, l'empire étant tombé, et les hordes de Germanie ayant fait des incursions dans l'Alsace comme dans le reste des possessions romaines, l'établissement de Niederbronn a été dévasté, livré à l'incendie et abandonné pendant longtemps, puisque les débris de ses édifices ont peu à peu disparu sous un nouveau sol de sédiment qui a eu le temps d'acquérir une élévation de plus de deux mètres.

§ 2. — Seigneuries de Niederbronn.

Vers le commencement du XIVe siècle, époque à laquelle remontent les plus anciens documents qu'on possède sur Niederbronn, cette commune était un fief impérial tenu par les landgraves d'Alsace. En 1331, ce fief fut cédé par Ulric, dernier landgrave de la famille d'OEttingen, en arrière-fief à Jean et à Othon, dynastes ou barons d'Ochsenstein. Par suite de cet arrangement, ces derniers relevèrent ensuite directement de l'empire, lorsque les landgraves de la maison d'OEttingen eurent, peu de temps après, résigné le landgraviat. En 1485, les formalités de l'investiture, que les sires d'Ochsenstein recevaient de l'empereur, ayant été négligées, lorsque cette seigneurie passa à Henri, comte de Bitche et de Deux-Ponts, beau-frère de George III, dernier rejeton de la maison d'Ochsenstein, il en résulta que Niederbronn fut considéré comme un franc-alleu et vendu comme tel, en 1526, par George, fils de Henri, à son cousin Reinhart. Amélie, petite-fille de ce dernier, ayant, en 1541, été mise en possession des terres allodiales qui devaient à ce titre lui échoir en partage, céda à bas prix Niederbronn, qui s'y trouvait compris, à son oncle

Jacob, héritier du comté de Bitche et des autres fiefs de cette maison. Celui-ci les fit passer, en 1570, aux comtes de Hanau, ses petits-fils, princes auxquels Niederbronn dut la restauration plus haut mentionnée de ses établissements, déjà fort améliorés par Jacob. En 1586, Philippe, comte de Linange-Westerbourg, époux d'Amélie, crut devoir poursuivre pour cause d'outre-lésion, devant le tribunal suprême de l'empire, la résiliation de la vente faite par sa femme; mais ce fut seulement en 1667 que cette question fut jugée en faveur de leurs héritiers. Sur ces entrefaites, les comtes de Hanau s'étant avisés de se faire de nouveau donner l'investiture de la seigneurie de Niederbronn par l'empereur Léopold, afin de la faire reconnaître comme fief impérial, ce nouvel incident fit porter la cause devant la chambre aulique, dont la décision se fit si bien attendre, que le conseil souverain d'Alsace eut le temps d'intervenir, en 1709, et de prononcer un jugement confirmatif du premier, rendu trente-huit ans auparavant. Esther-Julienne, petite-fille de Philippe, ainsi rentrée en possession de Niederbronn, laissa par testament ses biens au baron de Sainclair, son époux, qui les transmit à son tour à la fille qu'il eut en secondes noces d'une comtesse de Lœwenhaupt. C'est de cette jeune héritière, qui, en 1764, épousa le comte Adam de Lœwenhaupt, que le baron de Dietrich, stettmeister de Strasbourg, reçut cette seigneurie en échange d'autres propriétés [1]. Avec ce digne magistrat finit le régime seigneurial, et la tourmente révolutionnaire, en supprimant la baronnie et ses droits, supprima du même coup le patron et le protecteur.

[1] Voy., pour tous ces détails, Schœpflin, *l. c.* — Reiner, Considérations générales sur les établissements des bains de Niederbronn, Strasb., 1826. Schweighæuser, Antiquités d'Alsace, art. *Niederbronn.*

§ 3. — Histoire de l'établissement.

A partir du ve siècle, où l'établissement de Niderbronn paraît avoir été totalement ravagé, nous manquons de données sur le sort de cette localité et de ses bains, et nous sommes obligé de franchir, d'un coup, l'espace de plus de mille ans pour nous trouver en face des faits historiques. Nous savons seulement que pendant ce long laps de temps les bains de Niederbronn se sont un peu relevés et qu'un nouveau mur d'enceinte, superposé au mur romain, a été construit autour des bassins, ainsi qu'il a été dit plus haut. Cette restauration a-t-elle été opérée durant le VIIIe siècle, quand sous l'empire de Charlemagne l'usage des bains avait repris quelque faveur, ou seulement à la suite des croisades, quand la mode des bains nous était revenue de l'Orient? C'est ce que nous ne saurions maintenant décider; mais ce qui est certain, c'est qu'au XVIe siècle, époque où l'on trouve ces bains mentionnés pour la première fois [1], ils étaient fréquentés depuis longtemps et figuraient déjà au nombre de ceux qui étaient le plus généralement connus; on y voyait alors affluer en masse, chaque année, à l'époque de la Saint-Jean, les gens des campagnes voisines, pour prendre des bains de vingt-quatre heures de durée, croyant se préserver par là de toute maladie pour une année entière [2]. On ignorait quand et par qui les constructions autour des sources avaient été faites, et il n'y avait pas non plus de tradition qui aurait pu fournir des lumières à cet égard. Les bassins, à cette époque, se trouvaient dans

[1] Voy. les ouvrages suivants : GUNTHER, *Commentarius de balneis*, 1565. — RŒSSLIN, *l. c.* — ETSCHENREUTER, *von den allerheilsamsten u. nützlichsten Bædern*, 1571. — TABERNÆMONTANUS, *Neuw Wasserschatz*, 1584.

[2] Voy. Rœsslin, p. 42.

un grand état de délabrement ; ils étaient comblés, l'un en partie et l'autre entièrement, de pierres et de terres : le plus petit des deux avait même disparu si bien sous les décombres, qu'on en ignorait jusqu'à l'existence. Les choses étaient dans ce triste état, lorsqu'en 1592 le comte Philippe de Hanau, dans le domaine duquel se trouvait alors le bourg de Niederbronn, résolut d'opérer une restauration complète de cet établissement. A cet effet il ordonna des travaux très-dispendieux qui durèrent plus d'une année. La grande difficulté, ce fut d'épuiser l'eau, vu la force considérable des sources et la profondeur des réservoirs. Après avoir fait nettoyer les deux bassins, il en ordonna la réparation et fit envelopper la source principale d'une pyramide creuse, de 8 à 9 mètres de haut, afin de la faire monter jusqu'au niveau du sol et de la maintenir pure du mélange de toute eau étrangère. Cette pyramide, qui s'élève dans l'intérieur du grand bassin, est de forme quadrangulaire et a plus de deux mètres d'arête à sa base et soixante centimètres à son sommet ; elle consiste en quinze assises dont chacune est formée d'une seule pierre de taille. La cavité centrale, dont elle est percée, a tout près de cinquante centimètres au fond, et dix-huit seulement au sommet, en sorte qu'elle forme un cône creux dont la base reçoit la source à sa sortie de terre, et dont le sommet tronqué la laisse échapper un peu au-dessus du niveau de l'eau contenue dans le bassin.

La construction de cette pyramide était une chose essentielle pour l'avenir de l'établissement ; par elle, la source est devenue accessible aux buveurs dans toute sa pureté ; sans elle, le régime de la boisson minérale n'eût pas été possible.

Pendant l'opération du curage on retira des deux réservoirs le grand nombre des monnaies antiques dont nous avons déjà parlé et qui se trouvaient mêlées à la vase du fond. On découvrit en même temps l'origine romaine de la partie inférieure des bassins, et on retrouva le petit bassin entièrement caché alors par les décombres : cette découverte se fit en ce que les eaux de ce dernier vinrent se verser dans le grand bassin par un conduit de communication souterrain.

Le prince, à qui Niederbronn doit tant, ne se borna pas seulement aux travaux exécutés près des sources ; il fit encore construire une maison de bains, et, vingt ans auparavant, son prédécesseur, le comte Jacob, avait dèjà fait bâtir un hôtel à l'usage des baigneurs. Dans sa sollicitude enfin, le comte Philippe s'adressa aux principaux médecins de Strasbourg, pour obtenir d'eux une instruction sur les propriétés physiques, chimiques et médicales des eaux de Niederbronn. Cette instruction, rédigée en langue allemande, fut ensuite affichée dans la commune pour que chaque baigneur pût en prendre connaissance ; elle est consignée dans l'ouvrage de Rœsslin [1], et nous la reproduisons plus bas, dans notre paragraphe bibliographique.

C'est à dater de l'époque du comte de Hanau que la réputation des bains de Niederbronn s'étendit ; ce ne furent plus seulement les gens de la campagne qui y affluèrent, mais on vit s'y rendre des personnes de haut rang. Des écrits parurent successivement, et familiarisèrent le public ainsi que les médecins avec l'emploi de ces eaux ; des maisons plus grandes et plus commodes furent construites ; tout, en un mot, annonça un avenir prospère, lorsque la guerre de Trente Ans vint enrayer une si heureuse impulsion. Pendant ces temps de calamité, non-seulement on ne fit plus rien qui dénotât quelque progrès, mais on négligea ce qui existait, et on laissa tomber

[1] *L. c.* Rœsslin a été témoin oculaire des travaux de restauration du comte Philippe, et on peut le consulter avec fruit pour tous les détails de cette importante opération.

en ruine la maison des bains qui avait été construite vers la fin du siècle précédent.

L'établissement de Niederbronn ne se releva pas vite de la secousse imprimée par ces temps de guerre ; tout demeura languissant pendant le reste du XVIIe siècle et pendant la première moitié du XVIIIe ; les bains continuèrent à être fréquentés, mais ce fut sans vogue ; aucune construction importante ne fut faite ; rien de ce qui pouvait rendre le séjour de la localité plus attrayant ne fut entrepris. Le seul changement marquant que nous ayons à signaler, durant cette période, consiste dans le mode d'emploi des eaux. En effet, l'ancien mode différait beaucoup de celui qui est en usage aujourd'hui ; l'emploi externe était presque le seul, et l'usage interne très-restreint, tellement qu'on mettait en question si l'eau minérale pouvait être bue sans inconvénient. Mais si l'on usait peu de la boisson, on prolongeait d'autant plus les bains. Voici comment les médecins de Strasbourg ordonnèrent la cure, en 1592, et comment la prescrivit encore Reisel, plus de soixante-dix ans après :

Jours.	Durée du bain le matin.	Durée du bain le soir.
1er	» heures 1/2.......	» heures »
2e........	1 — »........	» — 1/2.
3e........	1 — 1/2.......	» — 3/4.
4e	2 — ».......	1 — »
5e........	2 — 1/2.......	1 — 1/4.
6e...	3 — ».......	1 — 1/2.
7e........	3 — 1/2.......	1 — 3/4.
8e........	4 — ».......	2 — »
9e........	idem	idem.
10e........	idem	idem.
11e..	idem	idem.
12e........	idem	idem.
13e........	idem	idem.
14e........	idem	idem.
15e........	idem	idem.

Jours.	Durée du bain le matin.	Durée du bain le soir.
16e........	3 heures 1/2.......	1 heure 3/4.
17e........	3 — ».......	1 — 1/2.
18e...	2 — 1/2.......	1 — 1/4.
19e........	2 — ».......	1 — »
20e........	1 — 1/2.......	» — 3/4.
21e........	1 — ».......	» — 1/2.
22e........	» — 1/2.. .. .	» — »

Quelquefois, lorsque le malade était regardé comme ayant une complexion froide et humide, on lui faisait boire, pendant les huit jours qui précédaient la cure, deux à quatre verres d'eau chaque matin, autrement pas. Cette manière de faire la cure était encore en vigueur pendant tout le XVIIe siècle; ce n'est que vers le commencement du XVIIIe qu'on renonça peu à peu à ces bains de six heures par jour, pour user davantage de l'eau minérale sous forme de boisson. Les travaux exécutés par le comte de Hanau ont évidemment contribué à opérer ce changement dans la manière d'employer les eaux; car, en cherchant la source au fond du bassin et en la mettant à la portée du public des baigneurs, il a dû faire naître chez ce public une nouvelle habitude, celle de la boisson minérale. Généralisé peu à peu, le régime de la boisson a été reconnu très-utile comme moyen thérapeutique, et il constitue aujourd'hui la partie la plus importante du régime des eaux. Une fois la boisson adoptée comme système de cure, il a fallu nécessairement renoncer aux bains prolongés d'autrefois. Car il eût été impossible, même à la constitution la plus robuste, de supporter six heures de bain par jour concurremment avec la méthode purgative.

Nous pouvons distinguer, par conséquent, certaines phases dans l'histoire médicale des eaux de Niederbronn : primitivement, les bassins construits autour des sources servaient de *lavacra* dans l'établissement romain ; pendant l'époque du moyen âge on ne se baignait plus dans les bassins, mais on y puisait l'eau pour des bains à domicile dont on prolongeait considérablement le nombre et la durée ; alors la boisson n'était encore que d'un usage très-restreint. Vers le commencement du XVIIIe siècle l'usage de la boisson s'est introduit d'une manière régulière, et, en même temps, le nombre et la durée des bains ont été diminués. Ainsi, le régime des bains, qui était tout dans les anciens temps, a été réduit dans les temps modernes en faveur du régime de la boisson, lequel semble gagner de nos jours une certaine prépondérance.

Durant la deuxième moitié du XVIIIe siècle, Niederbronn fit plus de progrès dans la voie des améliorations. L'impulsion fut surtout communiquée par le stettmeister Dietrich, qui, ayant reçu, en 1764, la baronnie de cette commune, voua son zèle à l'embellissement de la localité et y contribua de sa fortune. L'une des premières choses qu'il fit dans l'intérêt de l'établissement, ce fut d'accorder du terrain pour l'agrandissement de la promenade centrale ; en 1768, il la fit aplanir et planter d'arbres. Cette amélioration venait d'autant plus à propos, que l'habitude de boire les eaux, généralement adoptée déjà, rendait plus nécessaire l'établissement d'une promenade commode et spacieuse auprès de la source. Plus tard, en 1787, il fit aussi construire une maison qu'il affecta au service des bains, la *maison de promenade*, dont le rez-de-chaussée était disposé de manière à servir de promenoir couvert, et dont le premier contenait les salles de réunion et de danse [1].

[1] Vendue à des particuliers lors de la grande révolution, elle a été convertie au commencement de ce siècle en maison de café et de restauration, et a été louée comme telle à différents traiteurs, à Struntz en 1809, à Rebuffa en 1816, à MM. Artzner en 1822, Reguzetti en 1832, Giessen en 1838, Hartmann en 1842. Ce n'est qu'en 1831 que la commune en a fait l'acquisition ;

En même temps que le service matériel se complétait de la sorte, le service médical reçut aussi un commencement d'organisation ; car Niederbronn n'avait pas eu de médecins jusqu'alors : les deux premiers qui vinrent s'y fixer furent le docteur Roth en 1770, et le docteur Petri en 1772. Durant la même période l'on vit paraître plusieurs monographies, parmi lesquelles nous distinguerons surtout celle de Leuchsenring ; elles éclairèrent sur la composition chimique de l'eau minérale et en firent connaître les principes dominants ; elles établirent en même temps les indications thérapeutiques d'une manière plus précise et parvinrent à fixer l'opinion des médecins sur la nature et les propriétés de la source.

L'activité déployée à Niederbronn et aux environs, tant en constructions qu'en travaux de différente nature, fut immense à cette époque [1]. Le baron de Dietrich en fut le principal promoteur. Son immense fortune, du reste, l'y autorisait. Aussi Niederbronn gagna-t-il chaque année sous le rapport des aisances et des agréments de la vie sociale ; ses bains devinrent le rendez-vous d'une belle société ; tout promettait le meilleur avenir, lorsque la révolution de 1789 vint détruire de nouveau tous les éléments d'une prospérité naissante.

Les événements graves et importants, qui signalèrent le commencement du XIXe siècle, ne laissèrent pas assez de calme

aujourd'hui elle est destinée à être démolie pour être remplacée par un nouveau promenoir couvert.

[1] Parmi les édifices et les maisons, dont la construction remonte à ce temps, nous citerons : l'église, construite en 1762 ; la maison Weisenrieder en 1763 ; l'ancien hôtel du *Soleil* en 1766 (cet hôtel, en réputation au siècle dernier, a été démoli en 1838, et remplacé par la maison Wenzelius) ; la maison Dietrich en 1768 ; les usines de Niederbronn, de Reichshoffen et de Rauschendwasser en 1768 ; le château et le clocher de Reichshoffen à la même époque ; l'ancienne maison commune et la maison Demeuré en 1771 ; le presbytère protestant en 1775 ; la maison Kuhn en 1786 ; la *maison de promenade* en 1787.

aux esprits pour leur permettre de s'occuper avec suite et d'une manière fructueuse de l'intérêt balnéologique. Ce n'est que vers le second quart de ce siècle qu'on voit paraître une tendance mieux dessinée vers le progrès. Néanmoins, dès 1809, l'administration départementale témoigna sa sollicitude pour l'établissement de Niederbronn en chargeant deux professeurs de Strasbourg d'une nouvelle analyse chimique des eaux minérales; plus tard, en 1823, elle institua le comité des bains. La même année M. Feickert vint établir la première pharmacie à Niederbronn. L'année suivante, les deux bassins furent entourés de nouvelles bordures circulaires et garnis de balustrades en fer; en même temps le pavillon du grand bassin fut reconstruit à neuf.

La maison de promenade, qui avait été l'ancienne salle de conversation, ayant été détournée de sa destination primitive, il arriva qu'on n'avait plus ni promenoir couvert ni salle de réunion; on se vit donc forcé de bâtir une nouvelle salle de conversation, et c'est alors que l'on conçut le plan du waux-hall, dont la construction fut commencée en 1827. En même temps la promenade centrale fut augmentée de toute la partie qui fait face à ce bâtiment et qui est disposée en jardin anglais. Plus tard, en 1837, on fit l'acquisition de tous les terrains nécessaires pour percer la nouvelle avenue et pour établir les promenades du Herrenberg et de la Neumatt. Enfin Niederbronn s'est embelli, depuis le commencement de ce siècle, d'une foule de nouvelles constructions, parmi lesquelles nous citerons les deux hôtels de la *Chaîne* et du *Lion*, les maisons Salathé, Thouvenin, Wenzelius, Grœter, la maison commune, le couvent, les différentes salles d'école, etc. Cette localité gagne d'année en année sous le rapport des améliorations; jamais, à aucune époque antérieure, ses bains n'ont été aussi fréquentés qu'ils le sont aujourd'hui; on y trouve toujours de la bonne société, d'agréables distractions, et, ce qui n'a pas moins de prix, bien des chances d'y recouvrer la santé.

§ 4. — Auteurs qui ont écrit sur Niederbronn.

Les ouvrages des plus anciens balnéologues font mention de Niederbronn ; il existe, en outre, sur cet établissement de bains des monographies de différentes époques, en sorte que Niederbronn peut être considéré comme possédant une littérature assez riche. Mais ici, comme partout, la plupart des auteurs se sont copiés, et le nombre de ceux dont les écrits offrent des idées ou des observations neuves est effectivement assez restreint. Ainsi, parmi les auteurs du XVIe siècle, Günther, Obrecht et Rœsslin sont les seuls dont les ouvrages aient quelque mérite d'originalité ; deux autres écrits du XVIIIe siècle, ceux de Leuchsenring et de Gérard, méritent encore d'être distingués comme ouvrages fondamentaux.

Nous allons donner le catalogue raisonné de toutes les monographies ainsi que l'indication des différentes sources que l'on peut consulter sur les eaux de Niederbronn. Quant aux auteurs du XVIe siècle, nous avons cru devoir citer tous ceux qui mentionnent Niederbronn, à cause de l'intérêt historique. Pour les siècles suivants, nous ne citerons, outre les monographies, que ceux des ouvrages généraux qui donnent sur Niederbronn des notices de quelque importance ou qui contiennent des faits nouveaux. Nous procéderons par ordre chronologique :

GUNTHER (Jean), aussi connu sous le nom d'*Andernacus*, parce qu'il était d'Andernach sur le Rhin, paraît être le premier qui ait fait mention des eaux de Niederbronn. Après avoir été quelque temps médecin de François Ier, Günther se retira à Strasbourg, où il fut comblé d'honneurs et où il se livra avec distinction à l'enseignement de la médecine. Il y mourut en 1571, âgé de 84 ans. On a de lui plusieurs ouvrages importants; son traité des eaux minérales a pour titre : *Joannis Güntheri Andernaci medici commentarius de balneis et aquis medicatis in tres dialogos distinctus. Argentorati*, 1565, in-8°, de 206 pages. Cet ouvrage contient de courtes notices sur les bains les plus connus d'Europe. Voici ce qu'il dit de Niederbronn dans le premier de ses trois dialogues : *Alius fons in vico Niderborn in aditu sylvæ, quà ad oppidum et castrum Bitsch itur, ex alumine, sulfure et aere scaturit. Ad defluxiones capitis utilis, lienisque obstructiones aperit : externos affectus, tumores contrà naturam, scabiem, impetiginem, rupta, convulsa, resoluta, sive ex colico, sive ob defluxionem humorum, et distorta emendat : duritiem nervorum emollit; sterilibus mulieribus fœcunditatem restituit.*

Si nous citons le texte de Günther, c'est parce qu'il a longtemps fait autorité, et qu'il a été affiché à la maison de bains jusqu'en 1592, époque à laquelle il a été remplacé par l'instruction plus étendue d'Obrecht.

Etschenreuter (Gallus), *Aller heilsamen Bæder und Brunnen Natur, Krafft, Tugendt und Würckung, so in Teutschland bekandt und erfahren*. Strasbourg, 1571, in-16 de 199 pages. Cet ouvrage a eu plusieurs éditions. Ce qu'il dit de Niederbronn, à sa page 36, est pris de Günther.

Tabernæmontanus (Theodorus Jacobus), surtout connu comme botaniste, a publié sur les eaux minérales un ouvrage qui a pour titre : *New-Wasserschatz*, Francfort, 1572, in-8°. — Ce livre a eu un grand nombre d'éditions; Niederbronn y est cité en plusieurs endroits, notamment aux pages 539 et 553.

Ruland (Martin), *Balnearium restauratum*, Bâle, 1578; un vol. in-12. — A sa page 82 il parle de Niederbronn, et ne fait guère que répéter Günther.

Obrecht, Geyger, Syblinus et Fride; ce sont les quatre médecins de Strasbourg qui ont rédigé, à la requête du comte de Hanau, l'instruction mentionnée plus haut sur les eaux de Niederbronn. Cette pièce, écrite en langue allemande, se trouve relatée dans Rœsslin. Comme le livre de ce dernier est très-rare aujourd'hui, nous avons cru devoir l'en extraire, tant à cause de l'intérêt historique qui s'y rattache, que parce que la plupart des auteurs, qui, dans la suite, se sont occupés des eaux de Niederbronn, y ont puisé. Voici la traduction avec le texte allemand en note.

Noble comte,

Nous sommes les serviteurs très-dévoués de Votre Seigneurie. Conformément à vos désirs et à votre demande, nous nous sommes mis sans retard à distiller et à éprouver l'eau minérale de Niederbronn que vous nous aviez envoyée. Mais comme les occupations nous appellent ordinairement l'un ou l'autre au dehors, nous n'avons pu nous réunir qu'avant-hier pour conférer

---

« Wolgeborner Graf, E. G. seyen unser unterthenige gantzwillige dienst bevor. Gnediger Herr, auff Ewer Gnaden gnediges gesinnen und begeren haben wir den zugeschickten brunnen des Niderbronner Bads alsbald inn gläsern kolben abgezogen und probirt; aber vorgestern, dieweil zuvor gemeinlich unser einer nit anheimisch, allererst zusammen kommen, und dieselben proben conferiren können,

sur ces épreuves ainsi que sur les inductions à tirer de la couleur, du goût et de l'odeur. Il en est résulté que l'eau en question contient du sel avec un peu de nitre et de soufre, et peut-être aussi avec quelques traces de fer et de vitriol. Mais sans rien vouloir dire de positif quant à ces derniers principes, nous avons seulement pu, cette fois-ci, nous assurer de la présence des trois premiers. Or, il résulte de là, quant aux propriétés de l'eau minérale, que celle-ci pourra être très-utilement employée dans toutes sortes de maladies, principalement chez les individus d'un tempérament froid et phlegmatique, et chez toutes les personnes sujettes aux fluxions et aux maladies engendrées par la pituite.

En effet, l'eau de Niederbronn jouit de propriétés stimulantes, apéritives, fondantes, dessiccatives, dépuratives et toniques, et, vu le sel qu'elle tient en dissolution, elle fera bien meilleur usage sous forme de bains que prise à l'intérieur. Néanmoins elle pourra aussi être bue sans inconvénient par les individus d'une

---

da sie sich dan wol verglichen und aus derselben farb, geschmack, geruch, und andern anzeigungen befunden, daß diß wasser in substantia mit sich führe ein corporalisch Salz mit etwas Niter oder Salpeter und Schwefel vermengt, mag auch wol von den geistern und Spiritualischen subtilitäten des Eisens und Vitriols was gerings bei sich haben; aber darauff ohne weiter erkündigung haben wir auff dißmal nichts eigentlichs schliessen können, sonder das gewißlich obgemelte drey mineren darinnen seien, und derwegen seine natur und wirkung belangend, sehr dienstlich zu allerley kranckheiten des menschlichen Leibs, fürnemlich in denen personen die einer kalten phlegmatischen complexion und mit flüssen und bösen schleimigen Materien sehr behafft seind.

Dann es hat Krafft und Eigenschafft zuerwermen, zueröffnen, zuverzehren, zutrücknen, zureinigen und zusterken, und ist doch diß Wasser dieweil es ein zeitiges und corporalisch Salz in sich führet,

complexion froide et humide, huit jours avant qu'ils ne se mettent à l'usage des bains. Alors l'eau ne sera prise que le matin, à la source même, et à la dose d'une demi-pinte à une pinte. De cette manière elle ouvrira le ventre et tiendra lieu d'une purgation.

Lorsqu'elle est employée extérieurement, elle sert à maintenir la chaleur naturelle du corps ; elle dissout les mucosités denses et visqueuses, qui s'accumulent dans les cavités nasales, dans l'estomac, les intestins, le foie, la rate, les reins, la vessie, l'utérus, et qui peuvent obstruer ces organes ou en déranger les fonctions. En dissolvant toutes ces mucosités, elle en débarrasse l'économie et les élimine par les voies naturelles : elle est conséquemment dessiccative ; elle détourne les fluxions de la tête, améliore la digestion, remédie aux affections venteuses, prévient l'hydropisie et l'œdème des membres inférieurs, détermine l'expulsion des graviers, dépure la matrice et lui rend la fécondité. Les bains de Niederbronn conviennent généralement dans toutes

---

viel nützer und dienstlicher eusserlich dann innerlich gebrauchet, wiewol es auch unschädtlich sein möchte, wo es in sehr kalten und feuchten Naturen acht Tage zuvor, und ehe man anfahet zu baden, getrunken würde, aber allein Morgens, und man sollte, wie es aus der Quellen kömpt, auff ein oder zween Schoppen trinken, wird den Leib erweichen, den Stulgang befürdern, und also anstatt einer guten Purgation sein. Wo man aber darinnen badet, so dient es sehr wol zu Erhaltung der Natürlichen Wärme, löset ab den dicken zähen schleim, so in dem Haupt, Magen, Gedärm, Leber, Miltz, Lenden, Nieren, Blasen, und in der Mutter sich samlet, und allerley beschwärden verursacht, zertheilt denselben und führet jn aus, durch die natürliche geng, trücknet also und wendet ab die Flüß des Hauptes, macht bessere Dawung, verzehrt die groben Wind und bläst im Leibe, kompt zuvor der wassersucht und böser geschwülst der schenkel und Füß, treibet den Sand, Grieß und reissenden Stein, reiniget die

les affections du bas-ventre, qui proviennent d'humeurs froides; de même chez les individus asthmatiques, lorsqu'il s'agit de dissoudre le mucus épais et gluant qui obstrue les poumons ainsi que les bronches, et d'en provoquer l'expectoration. Mais ils sont surtout propres à réchauffer et à fortifier les vaisseaux et nerfs des membres, les articulations et les tendons, lorsque ces parties ont été affaiblies, paralysées, relâchées, ou qu'elles ont éprouvé quelque contracture, par suite de fluxions, de goutte ou d'autres maladies; ils rendent les membres moins accessibles aux fluxions, ou diminuent du moins l'intensité des crampes et des douleurs articulaires lorsque ces maladies reparaissent. Les bains de Niederbronn guérissent aussi les affections teigneuses et dartreuses, les macules, les squammes et d'autres impuretés semblables de la peau; de même toutes les anciennes plaies, tous les vieux ulcères, dont ils amènent la dessiccation; ils peuvent même rétablir des membres affectés de carie. Ils sont donc très-utiles et très-salutaires; on a déjà pu remarquer sur un grand

---

Mutter und machet dieselbige Fruchtbar, und mag also diß Niderbronner Bad zu hülff kommen allem schmertzen und gebrechligkeit des undern leibs, so von kalter feuchtigkeit entstanden, wie auch den beschwernissen umb die brust, als engigkeit, keichen und schweren athem, dan es, wie gemelt, zertheilt die zähen schleime in der Lungen und Lufftrhörern, fürdert den zum auswerffen, insonderheit aber erwärmet diß Bad auch und stercket das geschwecht geäder der Nerven, Sennadern und Gleich, welches von Leibwee, Flüssen oder Podagra erlamet, contract, relaxirt oder sonst krafftlos worden, macht daß es die Flüß nicht mehr so leichtlich annimpt, oder das man langsamer und nicht also hefftig von dem Krampff und andern Glidtsüchten geplaget werde. Es heilet allen flüssigen grind, auch zittermaalen, flecken, schupen und andere dergleichen unreinigkeit der haut, wie auch alte flüssige schäden und fistel die es sehr trucknet. Mag also wiederumb Oelschenkel zu recht bringen. Ist derhalben ein sehr nütz-

nombre de personnes les effets qui viennent d'être signalés, et plus on observera par la suite, plus on pourra se convaincre de la vérité de ce que nous avançons maintenant, surtout lorsque les malades voudront suivre un régime approprié et se soumettre à toutes les règles de traitement.

Les trois choses suivantes doivent être observées par celui qui entreprend une cure, savoir : 1° Il consultera, avant de se rendre à Niederbronn, un médecin instruit, afin qu'il soit, en cas de besoin, saigné, purgé ou pourvu des moyens nécessaires pour favoriser l'effet des eaux.

2° Il se conformera pour les bains aux règles suivantes : le premier jour il ne restera qu'une demi-heure dans l'eau; le lendemain matin il y restera une heure, et le soir une demi-heure; le troisième jour il y restera une heure et demie le matin, et trois quarts d'heure le soir, et ainsi de suite, en augmentant d'une demi-heure le matin et d'un quart d'heure le soir, jusqu'à ce qu'il vienne à rester trois ou quatre heures le matin et deux heures le

---

lich und he lsam dab, wie es dann allbereit an vielen Personen vorgemelte wirckungen gethan, und man numehr dessen gute erfahrung, wo man auch ferners darauff mit fleiß gut achtung gibt, je lenger je mehr, daß ihm also sey befunden wird, fürnemlich wo an guter nothwendiger und gebürender unterhaltung und rechtem Gebrauch kein mangel erscheint.

Es beruhet aber derselbige gebrauch inn diesen nachfolgenden dreyen puncten, als nemlich und zum ersten, daß man zuvor und ehe man sich gen Niderbronn verfügt, eines gelehrten Artzts rath habe, damit man mit aderlassen und purgation wie auch mit mitteln so vor dem einsitzen und hernach zu beförderung guter wirckung und sterckung der edlen principal Glieder zu gebrauchen wol versehen sey.

Zum andern sol man sittiglich anfahen zu baden, den ersten tag nit mehr denn eine halbe stund, den andern morgen eine stund, Abends eine halbe stund; am dritten tag Morgens anderthalb stund

soir. C'est à ce terme qu'il s'arrêtera huit ou dix jours, pour ensuite aller en diminuant comme il avait commencé. Lorsque le malade est faible ou qu'il s'est trop chargé l'estomac au dîner, il prendra des bains de moindre durée ou bien n'en prendra pas du tout le soir. Les bains du soir ne seront pris que quatre heures après le repas, de manière que les aliments soient déjà digérés en majeure partie ; autrement on se ferait du tort, comme aussi si l'on voulait manger, boire et dormir pendant que l'on serait dans l'eau.

3° Le baigneur prendra ses repas à des heures fixes, celui du matin à 10 heures, et celui du soir à 6 heures ; il ne se mettra à table qu'une heure au moins après être sorti du bain, afin que la peau puisse revenir préalablement à sa température naturelle. Les aliments seront légers, de bonne qualité et de facile digestion ; les moins durs seront pris les premiers, puis ceux qui sont

---

und gegen Abend drey viertheil stund, und also teglich morgens eine halbe und abends ein viertel stund zugeben, biß man kömmet morgens auff drey oder vier, und abends zwo Stund, bey welcher Zahl der stunden man acht oder zehen tage bleiben soll: Nachgehends wie angefangen widerum absteigen, und allgemechlich auffhören. Wo aber die Natur schachheit halb nit so lang das bad leiden möcht, oder der magen zu Mittag mit Speise und tranck beschweret worden, soll man weniger oder auff den Abendt gantz und gar nicht baden; man soll auch allweg vier stundt nach dem morgen Imbiß verziehen ehe man wiederumb einsitzet, damit die Speise mehrertheil verdawet. Dann sonsten thut man grossen schaden, wie auch wo man im bad isset oder trincket oder auch schläft.

Zum dritten soll mann zu beyden Imbissen ein gewisse zeit haben, als nemlich morgens zu zehn und abends sechs uhren, zu tische sitzen, auch allweg zuvor ein gute Stunde aus dem bad sein, ehe man anfahet zu essen, damit man zuvor wieder wol erküle. Es sollen aber die speisen gantz leicht, dewig und eines guten Saffts sein, die linden

plus solides et plus secs. On usera d'un bon vin blanc ou rouge, qui ne soit toutefois pas trop fort, et on évitera, comme nuisibles, l'eau froide, les viandes froides, la salade, les fruits crus, le lait, le fromage et tout ce qui en est fait.

Si toutes ces règles sont bien observées, nous avons l'espoir et la certitude que les bains de Niederbronn produiront un excellent effet et mériteront tous les éloges dans les affections ci-dessus mentionnées, mais principalement dans les maladies articulaires et la goutte. Que Dieu tout-puissant y donne sa bénédiction. Fait à Strasbourg, le 14 mars 1592.

Vos très-humbles et très-obéissants

Didime OBRECHT, Dr. (Je certifie ma signature).
Ulric GEYGER, Dr. — Marc SYBLINUS, Dr.
Jean-Sébastien FRIDE, Dr.

---

zuvorgehen, nachgehends was hart und trucken ist, und einen guten weissen oder roten wein, der nit zu starck, trincken, Kalt Wasser, wie auch alle kalte speise von fisch und fleisch; Item Salat, roh Obs, Milch, Käß und was davon gemacht, schädlich ist.

Wo dann diesem also mit fleiß nachgesetzt wird, seind wir tröstlicher zuversicht, diß Bad werde in oben bedeuten beschwerligkeiten, sonderlich aber in Gliedsuchten und Podagra, fürtreffliche wirkung thun, und derwegen sehr gelobet und gepriesen werden. Darzu gebe der Allmechtige getrewe Gott sein segen und das gedeyen. Datum Straßburg den 14 Marty, Anno 1592. »

E. G. Unterthenige gantzwillige

Didimus Obrecht, D. testor hoc ipsum manu prop.
Ulrich Geyger, D. — MARCUS SYBLINUS, D. — JOHANN SEBASTIANUS FRIDE, D.

Rœsslin (Hélisée), que nous avons déjà plusieurs fois cité, est l'écrivain le plus important pour l'histoire de Niederbronn. Il était physicien attitré de la ville de Haguenau, où il exerçait la médecine, et s'est fait connaître par plusieurs ouvrages, qui tous ont paru dans les dernières années du xvie siècle. Celui qui nous intéresse dans ce moment a pour titre : *Des Elsœss und gegen Lotringen grentzenden Wassgawischen Gebirgsgelegenheit, und Commoditeten inn Victualien und Mineralien : und dann der mineralischen Wassern, sonderlich dessen zù Niderbronn*, etc. Strasbourg, 1593 ; Bernhart Jobin ; in-12, de 235 pages, avec des figures de médailles imprimées dans le texte. — Cet ouvrage est en majeure partie consacré à Niederbronn ; il contient tous les détails des opérations entreprises par le comte de Hanau pour restaurer les sources ; on y trouve la description avec figure des monnaies romaines qui ont été recueillies au fond des bassins, et, de plus, beaucoup de renseignements curieux sur l'histoire de Niederbronn et de la Basse-Alsace. Rœsslin parle, aussi bien qu'on pouvait le faire de son temps, des propriétés physiques, chimiques et médicales des eaux : nous venons de reproduire l'instruction des médecins de Strasbourg qu'il a eu soin de consigner. Son ouvrage a servi à tous ceux qui, plus tard, ont écrit sur Niederbronn.

Reyhing (Bonaventure), médecin du comte de Hanau, a publié une petite brochure ayant pour titre : *Kurtze Beschreibung des Niderbronnischen Wassers;* Strasbourg, 1622, in-8°. Cet écrit, entièrement extrait de Rœsslin, ne se retrouve plus aujourd'hui dans les bibliothèques.

Reisel (Salomon) était également médecin du comte de Hanau et résidait à Bouxwiller. Le petit traité allemand, qu'il a publié sur Niederbronn, a pour titre : *Niderbronner Bades Art, Eigenschafft, Wirckung und Gebrauch.* Strasbourg, 1664, in-12, de 46 pages, avec un joli frontispice, sur lequel on voit réunies les figures des deux bassins, d'une partie de Niederbronn, de quelques-unes des médailles retirées des bassins en 1592, de l'inscription romaine du Wasenberg, etc. Reisel donne beaucoup dans les explications chimiques et médicales de son temps ; son livre n'est cependant pas tout à fait sans mérite, et il a été pendant près de 90 ans le seul guide qu'on ait eu pour l'emploi des eaux de Niederbronn.

Schoepflin (J. D.), professeur à l'université de Strasbourg, historien et antiquaire célèbre ; son *Alsatia illustrata* (Colmar, 1751, 2 vol. in-fol., avec fig.) contient une foule de documents précieux pour l'histoire de Niederbronn, notamment aux pages 445, 446, 447, 461, et 473 du 1er vol., et à la page 238 du 2e vol.

Leuchsenring (Jean-Louis) est, après Rœsslin, l'auteur qui a le plus mérité de Niederbronn. Natif de Langencandel (près Landau), il vint étudier la médecine à Strasbourg et fit des eaux de Niederbronn le sujet de sa dissertation inaugurale. Il fut successivement le médecin de la douairière du duc de Deux-Ponts et du margrave de Bade, à la cour duquel il a été longtemps considéré comme un oracle. Il est mort à Carlsruhe en 1812, à l'âge de quatre-vingts ans. Son écrit a pour titre : *Dissertatio chimico-medica inauguralis de fonte medicato Niderbronnensi*. Strasbourg, 1753 ; in-4°, de 80 pages, avec une carte des environs et une planche sur laquelle se trouvent la figure des deux bassins, une coupe du grand bassin et une vue de Niederbronn prise de la promenade. Cette dissertation, qui a été écrite sous l'inspiration du célèbre Spielmann, se distingue parmi celles qui ont été présentées à l'ancienne université de Strasbourg et par son étendue et par le soin avec lequel elle a été rédigée. La partie physico-chimique surtout y est traitée avec distinction. Leuchsenring, le premier, a soumis l'eau de Niederbronn à une véritable analyse chimique, analyse faite dans un esprit scientifique et dégagée de tout le fatras de l'antique alchimie. Son travail a été mis à profit par la plupart des auteurs qui, après lui, ont traité le même sujet.

Coliny (N. F.), médecin à Strasbourg, vint en 1760 passer quelque temps à Niederbronn pour étudier les propriétés de l'eau minérale. Sa brochure a pour titre : *Traité des qualités, vertus et usages des eaux de Niederbronn*. Haguenau, 1762, in-12, de 43 pages. On y trouve de bons préceptes et de sages conseils. Coliny a ceci en sa faveur qu'il n'a pas copié ses prédécesseurs et qu'il ne parle que d'après sa propre expérience.

Guérin (François-Antoine), *Dissertatio chimico-medica de fontibus medicatis Alsatiæ*. Strasbourg, 1769; in-4°, de 52 pages. — L'article *Niederbronn* de cette dissertation est en grande partie extrait de Leuchsenring; l'auteur y ajoute quelques remarques sur les maladies traitées avec succès à ces eaux par plusieurs praticiens de l'époque.

Petri (Jean-Conrad), de Meckesheim (grand-duché de Bade), ayant fait ses premières études à Heidelberg et s'étant ensuite fait recevoir docteur à Strasbourg, vint s'établir à Niederbronn en 1772. Sept ans après son arrivée, il publia son petit traité allemand, ayant pour titre : *Abhandlung vom Niederbrunner-Bad*. Strasbourg, 1779, in-12, de 54 pages. Ce livre a l'avantage d'avoir été fait par un médecin qui résidait à Niederbronn et qui pouvait parler d'expérience ; il a pendant longtemps servi de guide aux baigneurs. Tout en copiant beaucoup de choses à Leuchsenring, Petri a eu le bon esprit de donner une tendance plus pratique à son travail.

Roth (Jean-Henri), natif d'Arau (en Suisse), vint s'établir à Niederbronn, tous les étés, à partir de 1770 jusqu'en 1786, et passa le reste de l'année à Strasbourg, où il mourut à un âge avancé. Sa brochure a pour titre : *Analyse historique des eaux minérales de Niederbronn.* Strasbourg, 1783 ; J. H. Heitz, in-8°, de 61 pages. Roth rapporte une trentaine d'observations de maladies guéries par les eaux ; mais la plupart de ces observations sont tronquées et partant sans grande valeur pratique. Le reste de son livre est copié de ses devanciers.

Gérard (Nicolas-Alexandre), de Rembervillé (Vosges), fit ses études médicales à Montpellier, et alla ensuite se perfectionner à Paris, où il obtint, en 1783, sa nomination de médecin en chef des hôpitaux civil et militaire de Haguenau. Après un séjour de six ans dans cette ville, il fut nommé médecin à l'hôpital militaire de Strasbourg, où il mourut du typhus, en 1793. C'est pendant qu'il habitait Haguenau qu'il publia son travail sur Niederbronn, sous le titre de : *Traité analytique et médicinal des eaux minérales salines de Niederbronn.* Strasbourg, 1787, in-8°, de XXIV et 97 pages. C'est, sans aucun doute, un des meilleurs écrits sur Niederbronn ; il est principalement chimique et contient tous les détails d'une analyse faite avec soin et exactitude. Le travail de Gérard a obtenu l'approbation de la *Société royale de médecine de Paris*, et a été imprimé sous le privilége de cette savante compagnie.

Reiner (François), fils de l'ancien architecte du département, auteur de plusieurs travaux intéressants, professeur de mathématiques à l'Ecole d'artillerie, est né à Strasbourg en 1794. Il a publié, en 1826, des *Considérations générales sur les établissements des bains de Niederbronn*, etc. Strasbourg, in-8°, de VIII et 54 pages. Ce mémoire, écrit avec une rare élégance, a aussi été inséré dans le journal de la *Société des sciences, agriculture et arts du Bas-Rhin*. M. Reiner y consigne d'excellentes vues sur les établissements dont Niederbronn serait susceptible, et, après avoir présenté la situation actuelle de ces bains, il insiste sur l'opportunité de leur complète réorganisation, propose et discute les moyens de l'effectuer, et indique les résultats éminemment avantageux que non-seulement la localité, mais encore le département, pourraient s'en promettre.

Cunier (David-Charles-Henri), de Renans (Suisse); d'abord pasteur à Bischwiller, plus tard député au conseil des Cinq-Cents, puis sous-préfet à Sélestat, enfin notaire à Strasbourg et à Bischwiller, il se retira des affaires en 1826. L'année suivante il publia sa brochure sur Niederbronn, et mourut à Bouxwiller en 1828, à l'âge de soixante-six ans. Cet écrit a pour titre : *Niederbronn dans la Basse-Alsace*, etc. Strasbourg, 1827, in-8°, de 134 pages. Il plaît généralement par les charmes du style et une narration pleine d'intérêt. La première partie contient un extrait serré de ce que les ouvrages antérieurs ont dit sur Niederbronn ainsi que sur les propriétés physiques et médicales de ses eaux. La seconde partie, beaucoup plus étendue, est intitulée : *Souvenirs d'un baigneur aux eaux de Niederbronn*. L'auteur y présente à ses lecteurs le tableau pittoresque des environs, des promenades agrestes, des établissement industriels, des antiques ruines, etc., et leur fait part des sensations et des souvenirs agréables qu'il a conservés de son séjour à ces eaux.

Golbéry et Schweighæuser, *Antiquités de l'Alsace;* Mulhouse et Paris, 1828, deux vol. in-fol., avec pl. lithographiées. — Le premier vol., qui comprend le Haut-Rhin, est dû à M. de Golbéry, et le volume du Bas-Rhin a été rédigé par M. Schweighæuser. Cet ouvrage est indispensable à quiconque s'occupe des antiquités de Niederbronn et des environs ; voir les pages 153 et suivantes du deuxième volume.

Kuhn (J.), *Notice sur Niederbronn et sur les propriétés médicales de ses eaux.* Strasbourg, 1833, in-8°, de 22 pages. Cette brochure a été publiée à l'occasion de la nouvelle analyse chimique qui venait d'être faite par M. Robin. En la publiant, nous avons surtout cherché à bien établir les propriétés médicales qui caractérisent les eaux de Niederbronn, et à faire ressortir les principales indications aussi bien que les contre-indications.

Kuhn (J.), *Description de Niederbronn et de ses eaux minérales*, etc. Strasbourg, 1835, in-8°, de x et 240 pages, avec une gravure titulaire représentant la vue de la promenade. Dans ce travail nous avons essayé de donner *in extenso* l'histoire physique et médicale des eaux de Niederbronn. Nous avons ajouté, à la fin, un chapitre consacré aux excursions dans les environs.

Heyfelder (Dr), professeur à l'Université d'Erlangen, est l'auteur d'un ouvrage qui traite des eaux du Wurtemberg, du pays de Bade, de l'Alsace et des Vosges. Sa seconde édition a pour titre : *Die Heilquellen des Königreichs Würtemberg, des*

Grossherzogthums Baden, des Elsass und des Wasgau. Stuttgart, 1846, in-8°, de XII et 580 pages. — L'auteur consacre à Niederbronn un article fort détaillé, dans lequel se trouvent des renseignements qu'on ne rencontre pas dans les ouvrages antérieurs.

De Ring, *Souvenir des bains et des environs de Niederbronn.* Strasbourg, 1848; petit format de poche. — Ce petit album, édité par M. Simon, lithographe à Strasbourg, comprend 12 vues gravées sur acier, avec une carte des environs et un texte descriptif de 28 pages. On y trouve figurés : 1° Un panorama de Niederbronn ; 2° la vue de la promenade (copiée de notre gravure titulaire); 3° l'usine de Niederbronn avec l'étang et le château de Wasenbourg ; 4° le chemin des *Trois-Chênes* ; 5° le Jægerthal; 6° le vieux Windstein ; 7° le Falckenstein ; 8° Bitche, vue de loin ; 9° un intérieur de Bitche ; 10° la verrerie de Saint-Louis ; 11° et 12° les hôtels de la *Chaîne* et du *Lion*, à Niederbronn.

M. Beaulieu, de Paris, membre de la Société des antiquaires de France, vient de publier un ouvrage ayant pour titre : *Antiquités des eaux minérales de Vichy, Plombières, Bains et Niederbronn.* Paris, 1851 ; in-8°, de 208 pages, avec 12 pl. lithographiées.—Une quarantaine de pages ont été consacrées à Niederbronn et à ses environs.

L'on peut encore consulter avec fruit :

1° L'Annuaire du Bas-Rhin, Strasbourg, chez Levrault. Un vol. in-8°, chaque année. — On trouve dans ce recueil plusieurs articles anonymes sur les eaux de Niederbronn ; nous citerons surtout les volumes des années 1810 et 1851, qui contiennent des renseignements encore inédits. La notice de 1810 avait été préalablement insérée dans le *Moniteur universel* du 21 juin 1809. L'Annuaire de 1822 contient un mémoire de M. Schweighæuser sur les antiquités du département ; dans ce travail il est question de Niederbronn.

2° La Gazette médicale de Strasbourg, 1850, p. 43, — et 1853, p. 109.

3° M. Patissier, Rapport sur le service médical des établissements thermaux, pour les années 1849 et 1850 ; à la page 146.

4° MM. Patissier et Boutron-Charlard, Manuel des eaux minérales; Paris, 1837. A la page 488.

5° M. Constantin James, Guide pratique aux eaux minérales; Paris, 1853. A la page 254.

6° M. Daubrée, Description géologique et minéralogique du département du Bas-Rhin ; Strasbourg, 1852. En plusieurs endroits.

CHAPITRE III.

PARTIE PHYSICO-CHIMIQUE.

---

§ 1. — Des sources.

Niederbronn possède deux sources minérales, ou, pour mieux dire, deux bassins ou réservoirs qui enclosent les sources. Ces bassins se trouvent au milieu de la promenade, tout près du wauxhall, et sont à une distance de quinze à dix-huit pas l'un de l'autre; on les distingue en grand et petit bassin. Le premier, ainsi que nous l'avons déjà dit, est abrité par un pavillon à huit colonnes, et a $5^m,20$ de diamètre; l'autre est à découvert, et a un diamètre de $4^m,35$. Ils sont tous deux circulaires dans leur partie supérieure et visible, et ont une forme hexagonale dans leur partie inférieure, qui est cachée par les eaux. Leur bordure est l'ouvrage de trois époques différentes, et présente par conséquent trois genres de constructions superposées. L'élévation successive du sol a réclamé le haussement réitéré des bassins. Nous avons dit plus haut que la portion inférieure des enceintes hexagonales est d'origine romaine, et que la seconde portion des mêmes enceintes date d'une époque postérieure. La corniche, qui sépare les deux genres de constructions, indique le niveau auquel s'était arrêté le travail primitif, et l'ancien pavé, qui se trouve à la hauteur de cette corniche, prouve que depuis la période romaine le terrain s'est élevé, en cet endroit, de deux mètres et demi. Sur les enceintes hexagonales des deux bassins reposent maintenant des enceintes circulaires, qui ont été surajoutées en 1824, et qui dépassent d'un demi-mètre environ le niveau de l'ancien mur.

La profondeur des bassins varie aujourd'hui de quatre à cinq mètres. Cette profondeur diminue toujours un peu avec le temps, parce que l'eau minérale dépose constamment des carbonates qui se précipitent au contact de l'air, et qu'à ces dépôts il se joint toutes sortes de débris de corps étrangers. En s'emplissant peu à peu, ces réservoirs ont dû donner, par conséquent, des profondeurs diverses à différentes époques : ainsi, après le curage de 1592, la profondeur était de plus de huit mètres ; du temps de Leuchsenring, 161 ans plus tard, elle n'était plus même de six mètres, et, à l'époque de Petri (1779), elle dépassait à peine cinq mètres.

Les deux bassins communiquent ensemble par deux conduits souterrains, et leur trop plein d'eau s'écoule par un petit canal couvert dans le ruisseau de Falkenstein.

Il n'y a qu'une source principale ou source-mère : elle s'ouvre dans le grand bassin ; mais à côté de cette source plusieurs autres de moindre importance pénètrent dans le même réservoir. Le petit bassin reçoit aussi plusieurs sources qui l'alimentent. La source principale a été isolée des autres par la pyramide creuse, que le comte de Hanau a fait poser, et dans l'intérieur de laquelle elle monte, pure de tout mélange, jusqu'à la superficie, pour se verser ensuite dans le bassin. Cette pyramide, dont nous avons parlé dans le chapitre précédent, est terminée par une coquille en marbre rouge, qu'on y a adaptée il y a une quinzaine d'années, afin de faciliter la distribution des eaux.

Les différentes sources des deux bassins sortent, d'après le témoignage de Rœsslin, d'un fond de terre glaise que recouvre une couche de gravier. Elles paraissent avoir absolument la même composition chimique et la même température ; jusqu'à présent, du moins, on les a toujours regardées comme telles, et comme leurs eaux sont mélangées dans les bassins, il n'a pas été possible de constater le fait d'une manière rigoureuse.

La quantité d'eau fournie par toutes ces sources est assez considérable ; on peut s'en faire une idée en regardant le petit ruisseau d'écoulement qui se jette dans la rivière au bas de la promenade. La source principale fournit à elle seule plus de 200 litres d'eau par minute [1] : M. Daubrée (*l. c.*) a calculé que le volume de matière saline emportée par cette source s'élevait, pour une année, à 53,636 kilogrammes ou à 233 mètres cubes, en admettant pour la densité moyenne des sels celle de 2,30.

Une autre source, qui présente de l'analogie avec celle de Niederbronn, mais qui est moins riche en principes salins, se trouve dans la banlieue de Reichshoffen, entre cette commune et la forge de Rauschendwasser, vers la limite du Muschelkalk et des marnes irisées, au milieu d'une prairie. Elle n'est pas exploitée, et l'on n'a, du reste, jamais cherché à l'isoler des eaux douces.

§ 2. — Qualités physiques de l'eau minérale.

A sa sortie de terre, l'eau minérale est de la plus belle limpidité ; elle s'écoule par le sommet de la pyramide mêlée de

[1] Voy. Hecht et Gerboin, *Annales de chimie*, juin 1810, p. 250. — D'après le baron de Dietrich, elle fournirait 350 litres. Voy. le IIe vol., p. 348, de sa *Description des gîtes de minerai*. Paris, 1789.

bulles gazeuses. Dans le bassin elle prend une nuance louche et jaunâtre, ce qui provient de ce que l'excès d'acide carbonique, nécessaire pour tenir en dissolution les carbonates de chaux, de fer et de magnésie, s'échappe au contact de l'air : alors ces différents carbonates se précipitent, troublent l'eau et se déposent aux parois, ainsi qu'au fond du bassin, sous forme d'une matière ocreuse.

Un phénomène remarquable que présente de temps à autre l'eau des bassins, c'est de perdre momentanément sa teinte jaunâtre, et de devenir plus ou moins claire et transparente, tout en conservant sa saveur et ses propriétés médicales. Ce changement de coloration peut se montrer plusieurs fois dans une année, ou seulement une fois tous les cinq, six ou huit ans. On voit alors les couches supérieures du liquide prendre une teinte de vert de mer, puis devenir tout à coup limpides, et la transparence gagner peu à peu les couches inférieures. Quelquefois l'eau des bassins est devenue si claire qu'on a pu discerner tous les objets qui se trouvaient au fond, à 4 et 5 mètres de la surface; mais le plus souvent la limpidité ne s'étend qu'à une certaine profondeur. Le phénomène ne dure ordinairement que quelques heures ; il a aussi déjà duré plusieurs jours : c'est alors que la transparence était complète. Presque tous les auteurs qui ont écrit sur Niederbronn, à commencer par Rœsslin, ont fait mention de cette particularité ; plusieurs d'entre eux ont consigné les dates les plus remarquables sous ce rapport, et quelques-uns ont voulu reconnaître, quoiqu'à tort, une certaine périodicité dans l'apparition du phénomène. Ils ont aussi, la plupart, fait mention d'un dégagement extraordinaire de bulles gazeuses dans ces moments, et c'est ce que nous avons également observé. D'après une ancienne notice rapportée par Petri (*l. c.*), l'eau minérale, devenue ainsi transparente, aurait un goût plus salé. Sans vouloir nier le fait, nous dirons que nous ne l'avons pas remarqué, bien que nous ayons eu, plusieurs fois déjà, l'occasion d'observer la source minérale dans de pareils moments. L'eau nous a toujours semblé avoir son goût ordinaire ; nous l'avons fait évaporer, et elle nous a fourni exactement la même quantité de résidu salin que dans l'état normal. Elle ne nous a pas présenté non plus de différence appréciable dans ses effets sur l'économie ; nous avons observé le phénomène en pleine saison, et les baigneurs se sont trouvés de la boisson comme d'habitude ; les mêmes quantités ont produit les mêmes effets laxatifs ; rien d'étrange ne s'est manifesté dans l'action du liquide minéral.

Quelle peut être la cause de ce changement de couleur ? Différentes explications ont déjà été données ; mais il est à peu près hors de doute aujourd'hui que c'est à la présence momentanée d'une plus grande quantité de gaz acide carbonique que la transparence passagère de l'eau des bassins doit être attribuée [1]. En effet, si l'on admet qu'il faut pour tenir en dissolution les différents carbonates, un excédant de gaz acide carbonique égal à 100 ; si l'on suppose, en outre, que l'excès de gaz, fourni par les sources, est égal à 120, et qu'il se fait à la surface des bassins, dans un temps donné, un dégagement du même gaz égal à 30, il en résultera que l'eau des bassins ne contiendra plus que 90 de gaz en excès, c'est-à-dire une quantité insuffisante pour tenir tous les carbonates en dissolution, et une précipitation se fera : c'est ce qui a lieu dans l'état normal des sources.

Maintenant, si tout d'un coup les sources, au lieu de fournir 120 de gaz, en fournissent 130 ou 140, la déperdition étant de 30, il en résultera que l'eau des bassins conservera

[1] Gérard a déjà émis cette opinion. Voy. *l. c.*, p. 39.

toujours au moins 100 de gaz, c'est-à-dire la quantité nécessaire pour maintenir la dissolution complète des carbonates.

Si on puise de l'eau minérale dans un de ces moments de limpidité ou de transparence, et si on la laisse reposer dans un vase ouvert, elle finit par devenir trouble au bout de quelque temps, absolument comme dans l'état normal. Ceci prouve suffisamment que la transparence ne peut pas être le fait d'un acide fixe, mais d'un acide susceptible de se dégager, comme l'acide carbonique ; aussi l'expérience est-elle d'accord aujourd'hui avec l'observation pour attribuer le phénomène en question à la présence momentanée de plus fortes quantités de gaz carbonique.

Ce surcroît momentané d'acide carbonique, apparaissant par intervalles de plusieurs mois ou de plusieurs années, tient évidemment à un phénomène tellurique dont il ne nous a pas été donné jusqu'à présent de pénétrer le mystère. La plupart des auteurs, qui ont relaté le fait, en parlent comme ayant coïncidé avec des temps orageux ; c'est même l'opinion généralement accréditée dans le pays que le changement de teinte des sources minérales indique des changements de temps. Sans vouloir attribuer à cette opinion populaire plus d'importance qu'elle n'en mérite, nous devons cependant mentionner ici l'une des dernières manifestations du phénomène arrivée le 5 août 1850. L'eau des bassins est devenue, ce jour-là, claire et transparente comme nous ne l'avions jamais vue, et cette transparence s'est maintenue jusqu'au 7. Tous ces trois jours ont été caractérisés par un état électrique très-prononcé de l'atmosphère ; puis le temps s'est maintenu lourd les jours suivants, et de fortes pluies d'orages sont survenues. En même temps, le 7, il y a eu une trombe d'eau dans les environs. Le 7 aussi, un cas de choléra (le premier) s'est montré à Niederbronn ; du 7 au 12, plusieurs autres cas ont été observés tant à Niederbronn que dans les communes voisines. Cette coïncidence entre le changement de la source, l'état électrique de l'atmosphère et l'apparition du choléra nous a frappé, en ce qu'elle semble rattacher à une seule et même cause des phénomènes aussi divers ; elle donne en même temps quelque consistance à l'opinion populaire, qu'il ne sera plus permis dorénavant de reléguer au nombre des hypothèses plus ou moins gratuites.

L'eau minérale a une saveur saline assez agréable, suivie d'un arrière-goût un peu fade. Elle laisse un léger sentiment de sécheresse à la bouche, ce qui provient de la présence des sels de chaux. Si l'on fait dissoudre dans un litre d'eau pure 3 grammes et demi de chlorure de sodium, un gramme de chlorure de calcium, 25 centigrammes de chlorure de magnesium et 15 centigrammes de sulfate de magnésie, on obtient un liquide qui a tout à fait le même goût salé, à cela près que l'eau minérale a quelque chose de plus rafraîchissant, de plus piquant, qui lui est communiqué par les gaz qu'elle tient en dissolution.

L'odeur en est faible et presque inappréciable ; on l'a assez bien comparée à celle de l'argile humectée ; elle se dissipe si l'eau reste quelques instants exposée à l'air. On n'y remarque pas la moindre trace d'odeur hépatique ou sulfureuse ; Leuchsenring, en 1753, la nie déjà (page 19) ; Petri (page 16), et Roth (page 30) la nient également. Cependant d'anciens habitués ont prétendu que les eaux avaient une légère odeur sulfureuse, il y a une cinquantaine d'années. Nous ne nous arrêterions pas à ce dire du public, si cette assertion ne venait à l'appui de ce qu'affirme Gérard (page 29), dont les recherches répondent à peu près à cette même époque, et dont l'esprit d'observation ainsi que l'exactitude scientifique ne sauraient nullement être révoqués en doute. Gérard dit positivement qu'il y a une odeur légèrement hépatique, et il insiste d'autant plus sur cette circonstance que ses prédécesseurs avaient prétendu le contraire. Lorsque plusieurs personnes affirment un fait, et que parmi les personnes, qui affirment, il y en a une dont le caractère scientifique mérite toute confiance, l'on ne saurait raisonnablement persister dans le doute. Il faut donc admettre que, vers la fin du siècle dernier, la source de Niederbronn a présenté une légère odeur hépatique, qu'avant et après cette époque il n'a pas été possible de reconnaître. Nous sommes d'autant plus disposé à nous rendre à l'observation de Gérard qu'une autre source, trouvée à une petite distance de là, pendant qu'on creusait les fondations du couvent, présentait des substances salines absolument analogues à celles de la source minérale (1 gram. 70 par litre), et une odeur de gaz sulfhydrique assez prononcée. Cette source a peu à peu perdu son odeur hépatique, mais a conservé ses principes fixes.

Eprouvée, après quelques instants de repos, l'eau minérale marque 1 degré à l'aréomètre de Baumé.

Sa température est généralement indiquée comme étant de 14° Réaumur, ou 17° 50 centigrades.

Leuchsenring indique 63° Farenheit, ce qui répond à 17° 22 centigr.

L'été dernier, au mois de juillet, par une température extérieure de 25° centigr., nous avons cherché à déterminer d'une manière rigoureuse la température de la source. Dans cette opération délicate nous nous sommes fait assister par un savant qui a grandement l'habitude de ces sortes d'expériences. Le thermomètre, que nous avions, était à mercure; le tube était bien calibré et les divisions faites avec soin, de manière qu'on pouvait estimer un dixième de degré. Avant qu'on ne commençât, le zéro a été convenablement vérifié. Plongé dans la source assez longtemps et à plusieurs reprises, l'instrument nous a toujours donné 17° 80 centigr., ou 14° 24 Réaumur. C'est absolument le même chiffre qu'a trouvé M. Daubrée (*l. c.*) comme moyenne de huit années d'observations.

La température de la source minérale peut être considérée comme étant de 7° plus élevée que celle des sources ordinaires des environs qui sont situées à la même altitude. La source n'est donc pas tout à fait froide ; c'est une *hypotherme* de moyen degré.

L'eau de Niederbronn peut être exposée un temps indéfini à l'air libre, sans se gâter. Elle est facilement transportable et conserve toutes ses propriétés médicales si elle est convenablement bouchée [1]. Elle communique au linge une teinte jaunâtre ; elle ne dissout pas le savon, mais elle exerce une action dissolvante sur le fer : on avait garanti, dans le temps, l'orifice de la pyramide d'une grille en fer qui n'a pas tardé à être rongée ; les chaudières en fonte, dans lesquelles on chauffe l'eau minérale pour les bains, s'usent aussi très-promptement.

§ 3. — Composition chimique de l'eau minérale.

Dès l'an 1592, la source de Niederbronn a été l'objet de recherches chimiques, comme on le voit dans l'instruction rédigée par le Dr Obrecht et que nous avons reproduite plus haut. Les quatre médecins de Strasbourg, que le comte de Hanau avait chargés de ce travail, ont déjà indiqué le sel commun comme étant le principe dominant de l'eau minérale; ils ont aussi deviné la présence du fer. Outre ces substances ils mentionnent, bien qu'à tort, de petites proportions de nitre et de soufre. Ils ne fixent les quantités pour aucun de ces corps.

[1] Le distributeur d'eau se charge du remplissage et de l'envoi des cruchons.

Une analyse, plus scientifique pour la forme, a été entreprise, en 1753, par Leuchsenring (*l. c.*), sous la direction de Spielmann, alors professeur de chimie et de pharmacologie à l'université de Strasbourg. D'après ce travail, l'eau de Niederbronn serait à la somme des principes fixes, qu'elle contient, comme 215 est à 1 ; ce qui équivaut à 4 gram. 674 de résidu salin par litre de liquide [1]. Bien que cette analyse laisse encore beaucoup à désirer, vu l'enfance de la chimie à cette époque, nous allons cependant en donner le résultat. Le litre d'eau renferme, d'après nos auteurs, réduction faite des anciens poids en poids décimaux :

	gram. cent.
Sel commun	3,794
Acide sulfurique	0,348
Sulfate de soude	0,130
Terre de sel marin (*terra salis communis*) [2]...	0,087
Silice	0,130
Alumine	0,087
Carbonate de fer	traces.
Pétrole	traces.
	4,576

Cependant, la chimie faisant de rapides progrès, le travail de Spielmann n'était bientôt plus à la hauteur de la science : une nouvelle analyse devint donc nécessaire. C'est alors que Gérard (Voy. *l. c.*), à la demande du marquis de la Galaizière, intendant d'Alsace, entreprit la tâche. Ses recherches, publiées en 1787, sont basées sur des procédés analytiques plus

[1] Nous devons faire remarquer ici que le litre d'eau minérale peut être considéré comme égal à 1005 grammes, et que les poids indiqués par Spielmann et Leuchsenring sont les poids de Nuremberg; ainsi leur livre est de 12 onces.

[2] Ce corps, qui formait un résidu très-déliquescent et qui était précipitable par le carbonate de potasse, n'était évidemment qu'un mélange de chlorure de calcium et de chlorure de magnesium, et non pas du carbonate de soude, comme le prétend Gérard (p. 20).

parfaits, et les résultats auxquels il est arrivé sont d'une exactitude remarquable : tous les travaux subséquents n'ont servi qu'à les confirmer. Gérard a obtenu par litre d'eau [1] :

	gram cent.
Chlorure de sodium	3,670
— de calcium	0,870
— de magnesium	0,162
Carbonate de chaux	0,108
— de magnésie	0,054
— de fer	0,012
Sulfate de chaux	0,036
Alumine	0,012
Silice	0,012
	4,936

Vingt-deux ans plus tard, M. Shée, préfet du Bas-Rhin, chargea MM. Gerboin et Hecht, tous deux professeurs à Strasbourg, l'un de la faculté de médecine et l'autre de l'école de pharmacie, de faire des eaux de Niederbronn l'objet d'une nouvelle analyse chimique. Leur travail a été publié dans les *Annales de chimie*, juin 1810, p. 250, et présente des résultats qui ne diffèrent pas notablement de ceux de l'analyse précédente. Ils ont obtenu par litre d'eau [2] :

	gram. cent.
Chlorure de sodium	3,5526
— de calcium	0,6271
— de magnesium	0,3748
Carbonate de chaux	0,0934
— de magnésie	0,0422
— de fer	0,0150
Sulfate de chaux	0,0190
	4,7241

[1] Gérard s'est servi des anciens poids français ; ainsi sa livre répond à 16 onces et son gros à 72 grains. Nous avons soigneusement réduit ses chiffres en nombres du système métrique, afin de faciliter la comparaison entre les différentes analyses.

[2] Comme MM. Gerboin et Hecht ont pris le kilogramme pour base de leurs opérations et que nous adoptons partout le litre, il y a eu de très-petites différences à rectifier, et dont nous avons tenu compte.

Malgré ces travaux recommandables, il restait encore à faire quelque chose, puisqu'on n'avait aucune donnée sur la nature des gaz qui entrent dans la composition de l'eau. C'est en grande partie pour remplir cette lacune que M. Robin, dans le temps directeur de l'usine de Niederbronn, se décida à faire de nouvelles recherches. Son analyse, qui date de 1833, a été pour la première fois publiée dans notre petite brochure déjà mentionnée plus haut. Voici les résultats obtenus sur un litre d'eau :

	gram. cent.
Chlorure de sodium	3,1582
— de calcium	0,7849
— de magnesium	0,2242
Cabonate de chaux	0,2420
— de magnésie	0,0062
— de protoxyde de fer	0,0089
— de manganèse	traces.
Sulfate de magnésie	0,1135
	4,5379
	centim. cubes.
Azote	17,66
Gaz acide carbonique	10,64
	28,30

Les gaz ont été évalués à 0° de température, et 76 centimètres de pression barométrique. D'après M. Robin, la proportion du gaz libre, qui se dégage de la source sous forme de bulles, est à celle du gaz tenu en dissolution :: 1 : 367.

Cette analyse, comme on voit, diffère de toutes les autres en ce qu'elle indique du sulfate de magnésie en place de sulfate de chaux. A part cette circonstance, qui ne tient qu'à la manière dont le chimiste a cru devoir associer les différents principes trouvés dans le liquide minéral, le travail de M. Robin mérite toute confiance en ce qu'il a été fait sur place, dans un laboratoire convenablement monté, et que toutes les épreuves ont été plusieurs fois répétées.

Des différentes analyses, que nous venons de relater, ressort le caractère franchement salin des eaux de Niederbronn; l'analogie portait donc à supposer l'existence de l'iode et du brôme; on était également autorisé à supposer la présence de quelques traces d'arsenic. Toutes ces présomptions ont été successivement confirmées par l'expérience. Ainsi, dès 1837, M. Moritz, qui a été pharmacien à Neuf-Brisach, a constaté la présence du brôme [1]. En 1848, M. Weber, pharmacien à Niederbronn, a trouvé l'arsenic dans le dépôt ocreux de la source [2]; peu de temps après, MM. Chevallier et Schæuffelé ont reconnu le même corps [3]; enfin, M. Kosmann [4] a découvert des traces d'iode et plusieurs autres corps non encore signalés avant lui.

Les deux dernières analyses, qui ont été faites, sont de 1848 et de 1850. La première a pour auteurs MM. Figuier et Mialhe [5], l'autre est due à M. Kosmann, que nous venons de nommer.

MM. Figuier et Mialhe se sont livrés à une série d'analyses des principales eaux salines de France et d'Allemagne. Au nombre de ces analyses se trouve celle des eaux de Niederbronn, dont voici les résultats :

(Un litre d'eau.)

	gram. cent.
Chlorure de sodium	3,070
— de calcium	0,825
— de magnesium	0,288
— de potassium	0,260
Carbonate de chaux	0,120
— de magnésie	traces.
— de protoxyde de fer	0,091
Sulfate de chaux	0,090
A reporter....	4,744

[1] Voy. la *Feuille d'annonces* des eaux de Niederbronn. 1837, p. 5.
[2] Voy. la *Gaz. méd. de Strasbourg*. 1850, p. 54.
[3] Comptes rendus de l'Académie des sciences. 1848, n. 15.
[4] *Gaz. méd. de Strasbourg*. 1850, p. 54.
[5] Voy. la *Gaz. méd. de Paris*. 1848, n. 23, p. 423.

Report....	4,744
Bromure de sodium	0,040
Oxyde de manganèse....................	traces.
Silicate de fer............................	
Alumine..................................	
	4,784

Ces deux chimistes, comme on voit, ont constaté la présence du brôme déjà signalé par M. Moritz ; ils ont reconnu, en outre, la présence du potassium, qui ne figure pas encore dans les analyses précédentes.

M. Kosmann, qui vient en dernier lieu, a retrouvé tous les corps déjà indiqués par ses prédécesseurs, et en a ajouté plusieurs autres, notamment l'iode, dont il est parvenu à affirmer avec certitude la présence dans l'eau de Niederbronn, quoique cependant en très-petite quantité. D'après lui, un litre d'eau renferme :

	gram. cent.
Chlorure de sodium..................	3,08857
— de calcium	0,79445
— de magnesium	0,31171
— de potassium	0,13198
— de lithium...................	0,00433
— d'ammonium	traces.
Carbonate de chaux.................	0,17912
— de magnésie................	0,00653
— de protoxyde de fer..........	0,01035
Sulfate de chaux	0,07417
Bromure de sodium,..................	0,01072
Iodure de sodium......................	traces.
Silicate de fer avec traces d'oxyde de manganèse........................	0,01502
Silice pure..............................	0,00100
Alumine	traces.
Acide arsénieux.........................	très-légères traces.
	4,62795

Le caractère chimique des eaux de Niederbronn c'est, comme on voit, de contenir principalement des chloro-sels, parmi lesquels le chlorure de sodium est prédominant. A ces chlorures se trouvent associés le fer, le brôme et de minimes quantités d'iode.

Niederbronn doit donc être rangé parmi les sources salines chlorurées. C'est une *halopège*, d'après Vetter.

Comme toutes les halopèges, celle de Niederbronn présente avec l'eau de mer une remarquable analogie. Ainsi, en mêlant un litre d'eau de mer et six litres d'eau commune, l'on obtient un mélange qui représente assez bien l'eau de Niederbronn, avec la seule différence que cette dernière contient du fer, qui ne se trouve pas dans l'eau de mer, et qu'elle renferme du brôme en plus forte proportion que celle-ci. L'eau de Niederbronn est donc une espèce d'eau de mer mitigée.

Les sources à côté desquelles on peut la placer, eu égard à la constitution chimique, sont celles de Kreutznach, Rothenfels, Canstadt, Kissingen, Hombourg, Soden, et, si on fait abstraction de la température, Wiesbaden, Baden-Baden, Bourbonne, Balaruc, etc. Mais tous ces rapprochements sont plus ou moins systématiques, plus ou moins forcés, et n'expriment pas une analogie telle qu'on puisse remplacer indifféremment une source par l'autre ; car chaque source conserve toujours son caractère individuel, distinct, qu'elle tire non-seulement du degré de minéralisation, mais de la température, de l'odeur, du goût, des différents gaz tenus en dissolution, du mode de combinaison des éléments entre eux, enfin d'une foule de circonstances qu'il ne nous est pas toujours facile de saisir ou d'apprécier. Toute source minérale doit donc être étudiée à part, et la classification scientifique est loin d'avoir, en cette circonstance, la valeur pratique que le public pourrait être tenté d'y voir.

La source de Niederbronn étant moins chargée de principes minéralisateurs que plusieurs de celles qui viennent d'être citées, se distingue par la douceur de son action sur l'économie. Il y a peu d'eaux minérales qui puissent être prises impunément en aussi grande quantité que celle dont nous nous occupons ; sa constitution physique et chimique est telle que le goût et l'estomac s'en accommodent parfaitement. Aussi a-t-elle surtout de la valeur comme source potable, et se prête-t-elle très-bien à la méthode laxative, qui est la méthode thérapeutique la plus usitée à l'établissement.

§ 4. — Des variations de la source minérale.

L'une des questions les plus fréquemment agitées par le public des bains, c'est celle des variations ou de l'affaiblissement graduel des sources minérales. Niederbronn a eu sous ce rapport ses détracteurs comme beaucoup d'autres établissements. Cette source peut-elle changer de propriétés d'une année à l'autre, et s'affaiblit-elle avec le temps ? C'est ce que nous avons cherché à éclaircir dans un article inséré dans la *Gazette médicale de Strasbourg* (1850, p. 43), et dont nous allons rappeler le contenu d'une manière succincte.

Si l'eau minérale s'affaiblissait graduellement avec le temps, cela ne pourrait provenir que de la diminution successive de la somme des principes fixes qu'elle contient. Conséquemment, si on peut connaître le chiffre que ces principes ont fourni à différentes époques, on doit pouvoir établir des comparaisons et s'assurer si le degré de minéralisation des eaux s'est maintenu ou non. Nous avons vu dans le paragraphe précédent qu'on a pour Niederbronn toute une série d'analyses depuis un siècle ; la vérification ne sera donc pas très-difficile. Voyons en effet :

	gram. cent.
En 1753, Spielmann a trouvé par litre d'eau un résidu salin de..............................	4,674
En 1760, Coliny (*l. c.*, p. 10) a obtenu par l'évaporation directe d'une même quantité d'eau un résidu de..	4,758
En 1787, Gérard a trouvé par litre.....................	4,936
En 1809, MM. Gerboin et Hecht ont obtenu.............	4,724
En 1833, M. Robin a trouvé...........................	4,538
En 1848, MM. Figuier et Mialhe ont trouvé.............	4,784
En 1849, M. Kosmann a trouvé par l'évaporation directe..	4,734
En 1849, M. Weber (*Gaz. méd. de Strasb.*, 1850, p. 44) a obtenu par l'évaporation directe............	4,880

Il résulte clairement de ces chiffres que l'espace d'un siècle n'a amené aucun affaiblissement dans le degré de minéralisation de la source. On pourrait tout au plus admettre de légères fluctuations, mais sans tendance au décroissement.

Quant à ces fluctuations, elles sont réelles ; mais elles se maintiennent toujours dans de certaines limites, qu'elles ne dépassent point. C'est à elles qu'on peut attribuer, en partie du moins, les légères différences qu'on remarque dans le chiffre des principes fixes. Elles se manifestent aussi bien dans la composition chimique de l'eau que dans le degré de minéralisation : ainsi les changements de teinte ou de coloration de la source, changements relatés dans un des paragraphes précédents, sont une preuve évidente de certaines oscillations dans la constitution chimique de l'eau minérale ; la présence passagère de faibles quantités de gaz sulfhydrique, comme cela s'est vu à la fin du siècle dernier, prouve également la possibilité de petites variations de ce genre ; mais ces variations, toujours très-légères et très-fugaces, n'ont jamais amené un affaiblissement sensible du liquide minéral, ni un dérangement durable dans la constitution chimique de la source.

Quant à la température de l'eau, l'indication faite par

Leuchsenring (Voy. plus haut page 72) prouve qu'elle n'a pas varié dans l'espace d'un siècle.

Bien que la physique et la chimie n'aient pas de notables changements à signaler, il est cependant de fait que l'action des eaux minérales sur l'économie peut varier d'une année à l'autre. Bien des fois déjà nous avons pu nous convaincre de cette particularité, qui n'a même pas échappé aux personnes étrangères à l'art. Cette variation dans la manière d'agir proviendrait-elle des petits dérangements, des petites fluctuations que nous venons de signaler dans la composition chimique? Nullement, puisqu'il n'y a point de coïncidence entre les deux phénomènes, point de corrélation de cause à effet. L'observation nous a prouvé, au contraire, que les différentes variations, qui se font remarquer dans l'action des eaux, ne tiennent jamais à des causes intrinsèques, mais proviennent d'influences du dehors. La plus puissante de ces influences, c'est la constitution médicale ou le génie épidémique du moment.

Ainsi, lorsqu'une influence épidémique se manifeste dans le cours d'une saison, on voit que le caractère de l'épidémie imprime son cachet particulier à l'action des eaux et la modifie à sa façon, de telle sorte qu'on pourrait quelquefois être tenté de croire à un changement survenu dans le liquide minéral. Tantôt faible et mystérieuse, cette influence se reconnaît à peine; d'autres fois, puissante et incontestable, elle frappe par son évidence. Ici, elle ralentit ou diminue l'action des eaux; là, elle lui donne plus d'énergie; ailleurs, elle la trouble ou la pervertit; en un mot, les modifications que le génie épidémique peut apporter au *modus agendi* des eaux sont si nombreuses, qu'il nous serait difficile de les décrire toutes; il nous suffira, quant à présent, d'établir que cette influence existe, et que c'est à elle principalement que doivent être attribuées les variations qu'on a remarquées dans la manière d'agir des eaux minérales.

Une autre influence, également capable de modifier l'action des eaux jusqu'à un certain point, c'est celle du temps. Les eaux agissent généralement mieux par un temps chaud que par un temps frais ; mieux lorsque l'air est calme et serein que lorsqu'il est nuageux et agité par les vents. Lorsque le temps se présente dans les bonnes conditions de température, de clarté et de calme, les eaux non-seulement passent mieux, comme on dit, mais l'ensemble du traitement procure, en général, un résultat plus satisfaisant. Aussi n'avons-nous jamais été partisan des cures d'hiver recommandées par certains médecins d'Allemagne.

Le peu que nous venons de dire sur les variations de la source de Niederbronn, peut se résumer ainsi :

1° Dans l'espace d'un siècle la source minérale de Niederbronn n'a éprouvé aucun affaiblissement appréciable, ni sous le rapport du degré de minéralisation, ni sous celui du degré de température.

2° Malgré cela, l'on ne saurait nier certaines fluctuations, certaines oscillations, et quant à la composition chimique et quant à la somme des principes minéralisateurs. Mais ce ne sont que des dérangements momentanés ou de légères déviations qui n'empêchent pas l'état normal de se rétablir.

3° Les eaux présentent souvent, d'une saison à l'autre, certains changements, certaines variations dans leur manière d'agir. Ces changements n'ont rien de commun avec les dérangements qui s'observent dans la constitution physique et chimique de la source, mais s'expliquent par les vicissitudes atmosphériques et surtout par les constitutions régnantes.

CHAPITRE IV.

PARTIE MÉDICALE.

---

§ 1er. — De l'action des eaux salines considérées en général.

Nous venons de voir que les eaux de Niederbronn appartiennent à cette grande catégorie d'eaux minérales dans lesquelles le chlorure de sodium prédomine et qui ont pour type l'eau de mer. Elles font donc partie de la classe des eaux *salines chlorurées*, et participent, comme telles, des propriétés générales de ces dernières. Mais comme, malgré les analogies qui les rapprochent, toutes ces eaux présentent encore des variations sans nombre sous le rapport de la température, de la densité, de la proportion relative et du mode de combinaison des principes constituants, il en résulte que chaque source forme néanmoins un composé particulier, unique dans son genre, ayant son caractère propre et, en quelque sorte, sa physionomie distincte. Ainsi, lors même que les données de la chimie pourraient faire pressentir les propriétés d'une source, celle-ci devra pourtant être étudiée à part. L'on ne saurait jamais déduire d'aucune analyse, et *à priori*, les vertus curatives d'une eau minérale, pas plus que de tout autre médicament : l'observation clinique est toujours de rigueur; seule elle peut mettre sur la voie de ce qu'il y a de nuancé et de caractéristique dans l'action thérapeutique de chaque source.

Pour procéder par conséquent d'une manière rationnelle dans l'étude du sujet qui nous occupe, nous commencerons par exposer les propriétés médicales qui sont communes à toutes les sources salines ; puis, passant du général au particulier, nous ferons ressortir les différents traits qui distinguent essentiellement la source de Niederbronn de ses congénères. Cette méthode, outre qu'elle nous semble plus logique, offre le grand avantage de mettre immédiatement sur la voie des préférences à donner dans le choix d'une source, et de ne pas faire considérer comme spéciales des propriétés qui sont dévolues à toute une grande classe d'agents thérapeutiques. Il ne sera donc question, dans le présent paragraphe, que de l'action des eaux salines envisagée d'une manière générale ; l'action des eaux de Niederbronn, considérée dans ce qu'elle a de spécial, fera l'objet d'un paragraphe à part.

Prises en *boisson*, les eaux salines chlorurées portent une douce stimulation sur la muqueuse digestive, excitent légèrement la soif et impriment une plus grande activité à l'estomac ainsi qu'aux intestins. Leur action se fait surtout sentir par une augmentation considérable de sécrétion des sucs intestinaux, de la bile et du fluide pancréatique. Ce qui les caractérise, c'est la qualité purgative dont elles jouissent en général, pour peu qu'elles soient prises à dose un peu notable, et que leur degré de saturation ne soit pas sensiblement inférieur à la saturation sanguine. Elles purgent d'autant plus facilement qu'elles sont moins gazeuses et que leur température s'approche davantage de l'indifférente sans la dépasser. L'effet laxatif qu'elles produisent est doux et a l'avantage de pouvoir être continué longtemps sans fatiguer les organes digestifs, comme le feraient les purgatifs ordinaires. Elles sont donc parfaitement à leur place toutes les fois qu'il s'agit de ranimer les fonctions trop languissantes du tube digestif; tout en évacuant, elles relèvent le ton des organes et causent de l'appétit.

Un autre effet primitif des eaux salines, c'est d'agir puissamment sur la sécrétion urinaire. Aussi leur usage exige-t-il de la modération chez toutes les personnes affectées de dysurie par obstacle mécanique ou de faiblesse paralytique de la vessie.

Comme elles augmentent d'une manière si remarquable la sécrétion de la muqueuse digestive et des glandes abdominales, elles doivent nécessairement aussi stimuler, dans la même proportion, le travail des absorbants et imprimer une activité égale au système lymphatique : c'est ce que démontrent les urines dans lesquelles on peut retrouver immédiatement la plupart des principes minéralisateurs.

Ce changement dans les sécrétions, d'une part, et la grande activité des resorbants, de l'autre, ce continuel échange de matériaux, cette exagération enfin dans le mouvement des humeurs, ne tardent pas à provoquer un effet résolutif plus ou moins marqué, en vertu duquel tous les engorgements chroniques, notamment ceux qui ont leur siége dans le bas-ventre ou dans le système lymphatique, diminuent ou disparaissent, pourvu qu'ils soient susceptibles d'être fondus ou resorbés.

Continué un certain nombre de jours, l'usage des eaux salines détermine, surtout chez les personnes qui les prennent pour la première fois, certains phénomènes généraux, phénomènes d'excitation et de réaction organique : c'est ce qu'on appelle la *fièvre thermale* ou l'*excitation minérale*. Elle se caractérise par différents symptômes tels que l'abattement, l'inappétence, la pesanteur et le gonflement du ventre, un état d'excitation du pouls, la somnolence ou l'insomnie, l'agitation nocturne, le réveil d'anciennes douleurs, plusieurs indices de pléthore, comme l'oppression de poitrine, etc. Ce mouvement critique peut survenir après cinq, six ou dix jours de cure, et persister un nombre de jours indéterminé. Beaucoup de personnes s'en aperçoivent à peine, tandis que chez d'autres il devient quelquefois trop intense. Généralement la fièvre thermale n'offre rien de grave ; elle est même loin d'être de mauvais augure ; elle n'atteste que l'impressionnabilité de l'organisme pour l'agent minéralisateur, et prouve que ce dernier a pénétré dans la composition intime des tissus. Elle se termine d'habitude par des évacuations alvines plus abondantes, qui sont suivies de soulagement. L'homme de l'art en doit constamment surveiller les effets afin de la conduire avec le tact et le discernement que commandent les règles de la science. Si elle prend un caractère exagéré, il doit suspendre momentanément la cure ou, du moins, en modérer l'action, diminuer la durée du bain, en porter la température au degré de l'indifférente et au-dessous, affaiblir l'eau minérale par un mélange d'eau simple, recourir, en un mot, à des moyens tempérants ou sédatifs. Souvent les émissions sanguines sont nécessaires.

Après cette première phase du traitement minéral, phase qu'on peut appeler d'*excitation*, il en vient une seconde pendant laquelle la vitalité passe peu à peu de l'état d'excitation à un état inverse : c'est la phase ou la période d'*hyposthénie*. L'action primitive des eaux salines est donc stimulante, et leur action consécutive hyposthénisante. Ce caractère est surtout remarquable dans les eaux salines froides et franchement purgatives [1]. L'hyposthénie s'annonce ordinairement vers le douzième, quinzième ou vingtième jour du traitement ; elle se

[1] Nous croyons avoir le premier rendu attentif à ce fait, que d'autres médecins, après nous, ont constaté pour d'autres thermes, mais que la source de Niederbronn présente à un degré assez marqué. — Voy. HEYFELDER, *Die Heilquellen*, 2e édition, p. 411. — Voy. aussi *Gaz. méd. de Strasbourg*, 1850, p. 53.

reconnaît chez les malades à une certaine dépression de la vitalité caractérisée par le ralentissement du pouls, par une diminution notable de la chaleur animale, par une certaine pâleur et une inaptitude assez sensible à toute contention de l'esprit, à tout travail tant soit peu fatigant.

Par un usage longtemps continué des eaux, il survient à la suite de l'effet hyposthénisant, dont nous venons de parler, une dernière série de phénomènes marqués par des désordres du côté des fonctions digestives et du côté de l'assimilation ; l'appétit se perd, l'estomac se dérange, l'haleine s'altère, le sang s'appauvrit, la cohésion des molécules organiques s'affaiblit, et une sorte de dissolution humorale, analogue à l'état scorbutique, se déclare finalement. Ces phénomènes se montrent surtout d'une manière facile et prompte chez les sujets lymphatiques, cachectiques ou affaiblis par de longues maladies.

Trois temps ou trois périodes sont donc à considérer dans l'action physiologique des eaux salines, la *stimulation*, l'*hyposthénie* et la *dissolution humorale*. Nous devons cependant dire tout de suite qu'il n'y a rien d'absolu dans le mode d'apparition de ces phénomènes, qu'ils peuvent manquer l'un ou l'autre, que l'un peut être à peine sensible tandis que l'autre sera franchement dessiné.

C'est à la sagacité du médecin à bien diriger ces différentes évolutions de l'action thermale et à les faire tourner au profit du malade. Ainsi une certaine excitation minérale est toujours utile lorsqu'on a, par exemple, des engorgements chroniques à fondre ou des stases morbides à dissiper ; l'effet fondant ne peut même pas facilement être atteint si l'on n'imprime pas une certaine secousse à l'organisme ; mais, pour cela, il faut avoir affaire à des individualités ni trop malades, ni trop irritables. L'effet hyposthénisant peut également être appliqué d'une manière avantageuse au traitement d'une autre série de maladies, comme l'état apoplectique, certaines affections cardiaques qui ne sont qu'au degré de l'irritation ou de la simple congestion; mais l'essentiel, dans ces cas, c'est de parvenir à l'hyposthénie sans trop réveiller préalablement l'excitation minérale. Nous indiquerons en temps et lieu les différentes combinaisons du mode d'emploi, les différents procédés qu'il importe de suivre pour aboutir à tel effet plutôt qu'à tel autre. Quant aux phénomènes de dissolution, la prudence exige toujours qu'on les évite ou qu'on les prévienne; le traitement thermal ne doit jamais être poussé jusqu'à ce point, et le médecin doit soigneusement écarter des établissements de bains tous les malades chez lesquels il pourrait y avoir à craindre une tendance de ce genre.

De ce qui précède, il résulte que les eaux salines, prises en boisson, peuvent être utilisées, soit pour activer, stimuler ou régulariser les fonctions digestives, soit pour amener, au moyen de la purgation, un mouvement dérivatif sur le tube intestinal, et, par suite, un certain degré d'hyposthénie dans l'organisme; il résulte encore que leur usage, méthodiquement dirigé, peut amener la résolution de stases morbides et d'engorgements glandulaires ou viscéraux.

L'usage des *lavements* minéraux n'est à considérer que comme un complément de l'usage interne; ils peuvent être donnés à titre d'évacuants ou à titre d'altérants. Ils opéreront d'autant plus facilement comme évacuants que le liquide sera plus saturé, qu'il sera injecté en plus grande masse et que la température s'écartera moins de l'indifférente. Ils n'agiront bien comme altérants que lorsque l'eau sera injectée en petite quantité; si elle n'a qu'un faible degré de saturation saline, elle peut être injectée en quantité un peu plus forte, à la dose d'un tiers de litre à un demi-litre; une température un peu supérieure à l'indifférente favorise, dans ces cas, l'absorption des sels.

Administrés suivant ce dernier mode, mais avec suite et d'une manière régulière, les lavements minéraux rendent de signalés services dans les maladies du foie et, en général, dans les congestions veineuses et les différents engorgements qui ont leur siége dans le bas-ventre. Ils deviennent ainsi des auxiliaires précieux dans toutes les cures minérales entreprises contre l'une ou l'autre de ces affections. Les radicules de la veine-porte, en absorbant le liquide, le transportent directement au foyer du mal, au centre même de la vie nutritive, et c'est ce qui explique, jusqu'à un certain point, la grande efficacité du moyen.

Administrées en *bains*, les eaux salines agissent sur l'organisme de deux manières différentes, par absorption et par stimulation cutanée. L'absorption des sels est d'autant plus grande que le bain est plus chaud et plus saturé ; l'absorption des eaux est d'autant plus forte que le bain est plus frais et que l'eau est moins saturée ou s'approche davantage de l'état de pureté. Plus le bain est chaud et saturé, plus il devient stimulant ; plus il est pur et frais, plus il devient contre-stimulant ou sédatif.

Il faut nécessairement distinguer dans les bains deux sortes d'excitations : celle produite par le bain frais et celle produite par le bain chaud. Le bain frais excite la périphérie en y appelant un sorte de mouvement réactionnaire ; il ne cède point de substances salines au sang, il lui en enlève, au contraire, et ne communique à ce fluide que des principes aqueux. Le bain chaud, en même temps qu'il ranime, qu'il excite l'appareil tégumentaire, introduit des sels dans le sang et soustrait à ce fluide une partie de son eau.

Il résulte de ces considérations, que les bains minéraux doivent être modifiés selon qu'on a en vue de produire tel ou tel effet thérapeutique. Veut-on favoriser l'introduction des principes minéralisateurs dans le torrent circulatoire, il faut élever la température des bains au-dessus de l'indifférente. L'absorption des sels est alors en raison directe du degré de saturation de l'eau. Veut-on provoquer la stimulation cutanée, il faut donner la préférence aux sources fortement minéralisées, et faire intervenir l'élément *température* autant que les circonstances le comportent. La température fraîche stimule la surface cutanée sans mettre l'irritabilité sanguine en jeu ; la température chaude exalte l'irritabilité, mais, d'un autre côté, elle agit aussi d'une manière plus puissante sur l'acte nutritif. La première est tonifiante et s'adresse plus particulièrement aux désordres de l'innervation ; l'autre est altérante et résolutive, et convient de préférence aux désordres de la sphère végétative ou organique.

L'absorption n'est jamais aussi active à la surface cutanée qu'elle l'est dans le tube digestif ; et s'il s'agissait uniquement, dans une cure d'eau, de faire pénétrer l'agent minéral dans la masse des humeurs, il vaudrait toujours mieux recourir à la boisson plutôt qu'aux bains, parce que ce mode d'emploi est, non-seulement simple et expéditif, mais encore susceptible de dosage, et qu'il présente d'ailleurs moins d'embarras et d'inconvénients. Mais ce n'est pas autant par l'absorption que par une certaine force dynamique que les bains salins agissent dans la grande majorité des cas. Ils exercent leur impression stimulante sur toute l'étendue de la peau avec laquelle ils se trouvent être en contact ; ils en réveillent la vitalité, ils l'excitent, la congestionnent et y produisent fréquemment un exanthème, une éruption de petits boutons (*la poussée*). En éparpillant ainsi, d'une manière uniforme, sur toute la périphérie, un certain mouvement fluxionnaire et d'excitation, ils parviennent à dissiper, par une sorte de pouvoir révulsif, des congestions ou des irritations circonscrites dans un ou plusieurs points de l'organisme. Ce mouvement excitateur-révulsif constitue l'un des grands leviers de l'action thermale. « Si vous considérez la peau, dit M. Durand-Fardel[1], non pas seulement comme un agent d'absorption, comme un moyen de perméabilité, mais surtout comme un organe dont les fonctions sont les plus importantes à relever, et à cause de sa vaste surface et à cause de la solidarité qui unit son intégrité à celle des autres fonctions, et en particulier des fonctions digestives ; si vous la considérez encore comme une surface de révulsion, sur laquelle vous pouvez essayer de développer une suractivité passagère, alors vous comprendrez tout le parti que l'on peut tirer des moyens nombreux que possèdent les établissements thermaux. »

Il résulte de ce que nous venons de dire par rapport aux bains minéraux qu'il suffit d'en modifier la température ou la densité, pour les faire varier dans leurs effets, pour favoriser l'absorption des sels, ou pour l'enrayer, pour produire la stimulation cutanée avec ou sans éréthisme vasculaire, pour amener, enfin, une action tonique ou un effet résolutif.

Le médecin, comme on voit, trouve dans les différentes formes, sous lesquelles s'administrent les eaux salines, des moyens d'action très-puissants : il s'agit pour lui d'en bien apprécier la valeur et la portée, afin d'arriver aux combinaisons les plus rationnelles et à l'application la plus utile.

Dans la pratique, c'est tantôt à la boisson et tantôt à l'usage externe des eaux qu'il convient de donner la préférence ; mais le plus souvent les deux modes d'emploi demandent à être combinés ; l'un renforce l'action de l'autre ; et réunis, ils concourent ordinairement à faire obtenir d'une manière plus sûre le but désiré. Cependant chacun des deux modes a des

[1] Essai sur les propriétés thérapeutiques des eaux de Vichy.

effets qui lui sont particuliers et qui ne sauraient être obtenus par l'autre ; chacun appelle le mouvement fluxionnaire vers la surface qui sert de champ à son activité ; mais la boisson s'adresse toujours de préférence à l'assimilation et les bains à l'irritabilité; la boisson, ayant pour sphère d'action le tube digestif, est plus appropriée aux différents désordres de cet appareil ; les bains, par leur influence vivifiante sur la périphérie, conviennent plus spécialement dans les anomalies des fonctions cutanées et de l'innervation, ainsi que dans les maladies de l'appareil locomoteur.

Les *douches* constituent l'un des moyens les plus énergiques que l'art possède contre une foule d'affections locales. Elles forment l'accessoire obligé de la balnéation à tous les établissements thermaux, et ne sont, au fond, qu'une exagération de la méthode excitatrice et révulsive cutanée. Elles ont pour but de diriger le mouvement excitateur vers le siége du mal ou vers un point déterminé. Leur action est complexe : elle est à la fois mécanique et dynamique ; mécanique, par la percussion ; dynamique, par une influence médicatrice en tout semblable à celle des bains, seulement renforcée.

La percussion et l'ébranlement, produits par le jet de la douche, se propagent jusque dans la profondeur des tissus organiques, en changent le mode de vitalité, y réveillent une activité nouvelle et produisent ainsi une perturbation salutaire dans le foyer de la maladie.

Quant à l'action dynamique des douches, elle a été, sinon contestée, du moins grandement mise en doute par plusieurs hydrologues : mais ni l'observation ni la théorie ne confirment cette manière de voir.

L'on sait déjà, et nous l'avons dit plus haut, que les liquides, en général, traversent les membranes ou les tissus organiques avec une activité qui augmente en raison de la pression.

L'on sait encore que l'endosmose se trouve constamment accélérée par le mouvement ou la circulation des liquides ; que les solutions chaudes favorisent l'absorption des substances salines, et que les solutions froides ne laissent pénétrer que l'eau.

Or, dans toutes les douches, il y a pression plus ou moins forte de la colonne liquide contre un point quelconque de la surface cutanée ;

Les molécules liquides sont mues avec une excessive rapidité ;

L'élément température joue constamment un rôle important.

De là résulte naturellement que si une solution saline ou autre est dirigée avec une certaine force de projection sur une partie quelconque de la périphérie, cette partie doit être plus vite pénétrée des principes de la solution que si elle était simplement baignée dans le liquide.

Les douches, comme on voit, ne sont autre chose que l'action thermale localisée, mais élevée à une plus haute puissance.

Les douches chaudes s'adressent plus spécialement à l'assimilation et conviennent toutes les fois qu'il s'agit d'obtenir un effet résolutif ou altérant, dans les engorgements indolents du système lymphatique ou d'un viscère quelconque, dans les tumeurs blanches des articulations, dans les dartres circonscrites, les affections rhumatoïdes, les maladies dites chirurgicales, les paralysies, etc.

Les douches froides ont une action plus spéciale sur l'innervation et la contractilité organique ; elles conviennent de préférence dans les maladies nerveuses et mentales, dans les cas d'atonie partielle ou de relâchement de tissus.

Nous renvoyons au chapitre suivant pour ce qui concerne

la manière de prendre les douches et les règles à observer durant leur usage.

§ 2. — Des indications pour les eaux salines et des contre-indications.

Il y a une certaine catégorie de maladies chroniques qu'on rencontre à tous les établissements de bains. On a voulu induire de là qu'il était indifférent d'employer telle eau minérale plutôt que telle autre, ou bien que l'art, dépourvu de principes, ne suivait d'autres inspirations, dans le choix d'une source, que celles de la routine. Le public, souvent aussi injuste à l'égard des médecins qu'il est ignorant et raisonneur en fait de médecine, s'est fait de cette circonstance une arme qui, de tout temps, a servi son penchant à la critique ou au sarcasme. Mais le public ne sait pas ou n'est pas tenu de savoir que l'emploi des eaux comporte une série d'artifices pour modifier l'agent minéral et l'approprier aux cas les plus variés; il ne sait pas que le mode de traitement d'une maladie ne dérive pas précisément du nom que porte la maladie, mais d'un certain nombre d'éléments variables d'un individu à l'autre; il ne sait pas, enfin, qu'aux stations thermales c'est moins souvent à la forme qu'à certaines conditions humorales ou dynamiques que l'on s'adresse. Pour quiconque sait se pénétrer de ces vérités, la contradiction, plus apparente que réelle, disparaît aussitôt, et tout s'explique naturellement. C'est donc dans l'état général, dynamique ou dyscrasique du malade, plutôt que dans la forme nominale de la maladie, qu'il faut chercher les bases des indications et des contre-indications.

I. — Indications.

Les eaux salines chlorurées doivent être employées de préférence dans les états pathologiques qui suivent :

1° Dans les affections lymphatiques et scrofuleuses ainsi que dans les diverses formes morbides qui peuvent se développer sous l'influence du vice scrofuleux, tels qu'engorgements glandulaires, arthrites chroniques, éruptions cutanées, etc.

2° Dans les affections rhumatismales et goutteuses.

3° Dans l'état muqueux ou pituitaire, se traduisant par une sécrétion excessive de mucosités dans le tube digestif, les ramifications bronchiques ou les voies génito-urinaires.

4° Dans les désordres gastriques caractérisés par un état saburral chronique, par la lenteur ou l'inertie des fonctions digestives, par des congestions veineuses abdominales ; de même dans l'hypocondrie lorsqu'elle est en rapport de causalité avec un ou plusieurs de ces états.

5° Dans les engorgements viscéraux ou glandulaires, notamment ceux qui ont leur siége dans le bas-ventre.

Parmi ces états pathologiques il y en a qui s'accommoderaient également des thermes sulfureuses ou alcalines ; cela est incontestable : il importe donc de bien faire ressortir les nuances qui, dans l'application, doivent faire pencher pour un genre de sources plutôt que pour l'autre.

Si c'est un effet dépuratif ou éliminatoire qu'on veut atteindre, s'il y a en jeu un vice psorique ou dartreux, un principe syphilitique ou une cachexie mercurielle, c'est aux thermes sulfureuses qu'il faut s'adresser. Elles méritent encore la préférence dans certains cas chirurgicaux, comme anciennes blessures, plaies par armes à feu, surtout lorsqu'il s'agit de déterminer l'expulsion de projectiles ou de séquestres.

S'agit-il, au contraire, de produire une action purement fondante, comme sur des hypertrophies de foie ou de rate, sur des calculs biliaires ou rénaux, sur des graviers d'acide urique, les fortes natrothermes ou thermes alcalines sont à préférer. Elles devront encore être choisies préférablement dans les accidents dyspeptiques caractérisés par des rapports acides. Mais comme elles affectent toujours d'une manière plus ou moins sensible l'acte nutritif et qu'elles tendent à affaiblir la plasticité du sang, leur emploi nécessite certaines précautions chez les sujets d'une complexion molle ou affaiblis déjà par de longues maladies.

Convient-il, enfin, de faire une dérivation sur le tube digestif et de produire un effet évacuant, c'est aux sources salines qu'il faut recourir. Il faut leur donner la préférence toutes les fois qu'on a affaire à des sujets lymphatiques ou scrofuleux, toutes les fois qu'il s'agit de combattre un état pituitaire habituel, des congestions veineuses abdominales. Plus que toutes les autres, les eaux salines sont aptes à stimuler, à réveiller les fonctions de l'organe cutané et à produire ce mouvement excitateur-révulsif, dont on tire un si bon parti dans le traitement des rhumatismes chroniques, des affections paralytiques, des engorgements abdominaux, etc.

II. — Contre-indications.

En général, le régime des eaux n'est pas applicable au traitement des maladies aiguës : l'on voit bien administrer par-ci par-là certaines eaux gazeuses ou purgatives dans des maladies appartenant à cette division du cadre nosologique ; mais ce n'est plus alors à titre de cure qu'on les emploie, c'est

uniquement pour répondre à certaines indications du moment. Ainsi les eaux de Sedlitz s'administrent fréquemment dans les fièvres gastriques ou typhoïdes ; ainsi encore nous avons pu tirer bon parti des eaux de Niederbronn données à petites doses dans une épidémie de dyssenterie bilieuse. Dans tous ces cas les eaux rentrent dans la catégorie des agents pharmaceutiques ordinaires ; elles n'ont pas plus d'effet ou d'importance que toute autre solution saline ou gazeuse préparée dans l'officine, parce qu'elles sont dépouillées de ces circonstances accessoires, dont nous avons parlé plus haut, et qu'il ne saurait être question dans une maladie aiguë de cette application méthodique et de cette variation de formes qui constituent un traitement minéral.

L'on ne saurait donc convenablement soumettre au régime des eaux que les maladies qui se présentent avec un caractère non équivoque de chronicité, et encore les maladies chroniques ne s'accommodent-elles bien de ce régime qu'autant qu'elles ont passé leur période d'irritation et qu'elles sont entrées dans une certaine phase de passivité.

Les eaux ne doivent pas être trop légèrement conseillées aux personnes sanguines ; il faut surtout user avec précaution des eaux thermales un peu actives toutes les fois qu'il y a pléthore générale. Si une cure devenait nécessaire dans un cas pareil, il faudrait préalablement réprimer l'énergie du système vasculaire par des saignées, la diète, les rafraîchissants ; puis donner la préférence aux sources froides et laxatives.

Mais s'il faut que toutes les traces de suractivité sanguine aient disparu, il ne faut pas non plus, d'un autre côté, que la vitalité soit trop en défaut et que les forces du malade aient décliné d'une manière trop notable ; car, pour supporter certaines fatigues qu'entraîne le régime minéral, et pour traverser sans danger la réaction que l'emploi des eanx ne tarde pas à provoquer, il faut que le malade ait conserré un certain degré de validité, un certain pouvoir de résistance.

L'on doit donc toujours se garder d'envoyer aux eaux des personnes trop malades, ou des maladies trop avancées.

Bien que la majeure partie des maladies chroniques se prêtent au régime des eaux, il y a cependant certaines formes pathologiques et certaines cachexies qui ne supportent pas ce genre de traitement, ou qui, du moins, n'en éprouvent aucun bienfait. Ainsi l'on fera toujours bien de tenir éloignées des établissements de bains les affections hydropiques et scorbutiques; l'on peut y joindre la disposition aux hémorragies et les anévrismes avancés du cœur et des gros vaisseaux. L'utilité des eaux sera toujours fort problématique aussi dans les maladies de nature cancéreuse, fongueuse ou tuberculeuse, et, pour peu que la lésion ait fait de progrès, il faudra se garder de conseiller une cure, de peur de donner l'éveil à un mal qui aurait pu se maintenir longtemps encore à l'état latent.

Quant aux maladies organiques dont l'essence est moins mauvaise, comme le sont les hypertrophies du foie et de la rate, les engorgements lymphatiques ou scrofuleux, le régime des eaux leur convient généralement. Mais ces maladies peuvent cependant arriver à un degré où il y aurait du danger d'essayer des eaux, c'est quand l'engorgement ou la tumeur ont déjà subi un commencement de dégénérescence ou qu'il existe un foyer purulent. Dans ces cas douteux et obscurs, il devient quelquefois très-difficile de décider si une cure peut être entreprise ou non. Ce que le médecin peut alors faire de mieux, c'est de prendre en considération l'état général du malade. Si cet état est satisfaisant, il peut tenter la cure; mais si le pouls est tant soit peu fébrile, si les forces commencent à décliner, si la nutrition générale a déjà souffert, si l'on remarque des signes de cachexie anémique ou hydropique, il faut juger que le désordre organique est trop avancé pour qu'il y ait quelque chose à attendre des eaux.

Les eaux, notamment lorsqu'elles sont froides et prises à l'intérieur, ne conviennent pas dans les fièvres intermittentes. Elles les entretiennent, les aggravent ou les rappellent, lorsqu'elles avaient disparu depuis quelque temps. S'il s'agit donc de combattre des hypertrophies du foie ou de la rate dues à des influences paludéennes, il ne faut recourir au traitement minéral que longtemps après que la fièvre à périodes a cessé ; puis il ne faut choisir que des sources thermales et les mois les plus chauds de l'année.

Il faut, règle générale, n'employer les eaux qu'avec modération dans le traitement des maladies nerveuses, et toujours donner, dans ces cas, la préférence aux sources dont l'action est la plus douce. Il y a même quelques névroses, telles que l'épilepsie, l'hystérie et la folie, dans lesquelles le régime des eaux est au moins inutile, pour ne pas dire préjudiciable. Lorsque des sujets nerveux se présentent aux établissements de bains, il ne faut pas vouloir leur faire suivre le régime minéral dans toute sa rigueur ; il faut au contraire y procéder avec ménagement et accorder certaines latitudes, afin de ne pas trop éprouver les malades, et ne jamais oublier que si des clients de cette espèce paraissent en grand nombre à tous les bains, c'est plutôt pour y chercher de bonnes conditions hygiéniques que pour y subir les chances, souvent fâcheuses, de l'excitation minérale.

Il faut interrompre la cure toutes les fois qu'il se manifeste accidentellement un état fébrile ou un travail inflammatoire ; l'apparition incidente d'un catarrhe, d'un rhumatisme aigu, d'un érysipèle, d'une fluxion dentaire ou autre nécessite, pour le moins, la suspension du traitement externe. Le traitement entier devra être suspendu chez les goutteux, quand un accès se déclare, et chez les femmes, quand la menstruation survient. L'état de grossesse contre-indique toute cure suivie. Enfin la vieillesse ainsi que l'enfance exigent certains ménagements; un traitement continué avec rigueur aurait du danger pour les vieillards, qu'il affaiblirait trop, et pour l'enfant, chez lequel il pourrait porter la surexcitation dans l'organisme.

§ 3. — Du mode d'action qui caractérise plus particulièrement l'eau de Niederbronn.

L'eau de Niederbronn contient à peine cinq grammes de matières salines par litre ; son degré de saturation n'atteint pas tout à fait, comme on voit, la moyenne de la saturation sanguine ; elle n'est donc que faiblement *isodyname*. Elle est, en outre, peu riche en gaz, et sa température, sensiblement plus élevée que celle des sources d'eau commune, est cependant encore bien au-dessous de l'indifférente, puisqu'elle n'est que de 18 degrés centigr.

Ces caractères présentent dans leur ensemble quelque chose de négatif, et paraissent de prime abord mettre la théorie en contradiction avec les faits : car comment s'expliquer que cinq grammes de matières salines communiquent des propriétés purgatives à l'eau de Niederbronn, alors que d'autres sources, plus riches en sels de même nature, ne sont guères purgatives ou ne le sont de loin pas autant? Mais, pour se rendre compte de la chose, il suffit d'avoir égard à certaines circonstances, du concours desquelles dépend le caractère particulier de la source qui fait l'objet de ce travail. Ainsi, supposons un moment la source de Niederbronn plus gazeuse et sa température changée en plus ou en moins, voici ce qui arriverait : l'eau étant plus gazeuse stimulerait davantage l'absorption et perdrait de son action purgative en raison même de la quantité de liquide qui passerait dans les secondes voies; en outre, elle ne pourrait plus être ingérée en aussi grande quantité, ni à des doses aussi rapprochées, parce qu'il y aurait à craindre que le gaz ne portât trop à la tête et ne produisît une ivresse minérale exagérée. La faible proportion de gaz acide carbonique est donc un avantage dans le cas présent, en ce qu'elle permet de prendre le liquide minéral aux doses et aux distances voulues. Si la source était plus froide, si elle avait la température de l'eau commune, de l'eau de Kissingen ou de l'eau de Hombourg, par exemple, elle solliciterait encore le travail des absorbants d'une manière trop vive; et, de plus, elle pèserait sur l'estomac et donnerait facilement des indigestions toutes les fois que les doses se suivraient d'une manière rapide, comme cela se pratique à Niederbronn. Les eaux de Hombourg et de Kissingen purgent, il est vrai, malgré leurs conditions défavorables de température et de gaz ; mais leur degré de minéralisation est tel qu'il doit nécessairement amener cet effet. Si, enfin, les eaux de Niederbronn étaient chaudes, comme, par exemple, celles de Wiesbaden ou de Bourbonne, elles ne pourraient plus être utilisées comme purgatives ; car, du moment où l'on voudrait les administrer à des doses suffisamment fortes et rapprochées, elles donneraient des nausées, amenèraient la surexcitation dans l'appareil circulatoire et porteraient leur action sur la peau au lieu de purger. Aussi les eaux de Bourbonne et de Wiesbaden, qui offrent une très-grande analogie de composition avec celles de Niederbronn, et dont le degré de minéralisation est même supérieur, ne se prêtent-elles point à une méthode franchement purgative.

Il y a donc dans l'eau de Niederbronn une coïncidence de

caractères qui font que, malgré la faible saturation, elle a pu devenir purgative. Cette légère thermalité et cette proportion modérée des éléments chimiques en font une sorte de tisane minérale, dont le goût et l'estomac s'accommodent parfaitement et qui peut être ingérée en quantité considérable sans occasionner le moindre désordre dans l'économie.

Prise à l'intérieur, elle cède immédiatement une certaine proportion de ses parties aqueuses à l'absorption stomacale (ce qui explique l'effet diurétique), et gagne faiblement dans l'échange des sels, c'est-à-dire qu'elle reçoit du sang un tant soit peu plus de substances salines qu'elle n'en donne.

Si on l'administre à la dose de 6 à 12 verres dans la matinée, et par intervalles rapprochés de 5 à 10 minutes, elle produit habituellement plusieurs évacuations alvines; loin de fatiguer les organes digestifs ou de provoquer des coliques, elle stimule même assez vivement l'appétit. Du tube digestif l'influence minérale s'étend immédiatement aux reins et au foie; la quantité des urines se trouve considérablement augmentée par la boisson, et cet effet diurétique est même plus constant que l'effet laxatif. La sécrétion du foie devient aussi bien plus active, ce qui est attesté par les selles bilieuses et par la brûlure, quelquefois très-vive, que l'excès de bile détermine au fondement.

En général, l'action des eaux porte facilement vers les organes inférieurs de la cavité abdominale (*rectum et uterus*), les congestionne momentanément, provoque une apparition d'hémorroïdes, facilite ou avance l'éruption des menstrues; mais ce travail congestif, résultat d'une première impression, ne tarde pas à se dissiper et un dégorgement complet s'opère presque toujours avant la fin du traitement.

La faible température et les proportions minimes de gaz, jointes à une saturation moyenne, enlèvent à la source de

Niederbronn tout caractère stimulant[1] et la rendent surtout utile là où il convient d'évacuer sans trop mettre l'irritabilité en jeu, dans les congestions de tête, dans les états apoplectiques, etc.; mais encore faut-il qu'on n'ait point affaire à des ventres trop rebelles, parce que l'eau de Niederbronn n'est et ne sera toujours qu'un laxatif léger.

En raison de sa faible saturation, elle passe facilement dans les secondes voies, et, toutes les fois qu'on voudra de préférence atteindre cet effet, il suffira de donner les doses plus petites et plus distancées. Il est rare qu'elle détermine une excitation minérale assez forte pour nécessiter la suspension momentanée de la cure ou l'emploi de moyens actifs, tels que les émissions sanguines. L'hyposthénie, qui succède à la stimulation initiale, se dessine généralement d'une manière assez franche; mais les accidents de dissolution humorale s'observent rarement, par le motif qu'on n'a pas l'habitude, à l'établissement, de retenir les malades plus longtemps qu'il ne faut.

L'effet altérant ou résolutif, qui résulte du passage des principes minéralisateurs dans la composition intime de l'organisme, s'exerce de préférence sur les organes contenus dans la cavité de l'abdomen et notamment sur l'appareil hépatique et sur le système de la veine-porte. Cet effet se trouve toujours puissamment secondé par l'usage simultané des bains et des lavements minéraux, ainsi que nous le dirons encore plus bas.

Employée sous forme de bains, l'eau de Niederbronn exerce une impression doucement stimulante et vivifiante sur toute l'étendue de la peau avec laquelle elle se trouve être en con-

[1] Dans notre 1re édition, nous avons attribué à ces eaux des qualités trop stimulantes ; une plus longue expérience nous a fait revenir de cette opinion et nous a convaincu qu'elles devaient, au contraire, figurer parmi les eaux salino-purgatives les plus douces, les moins excitantes.

tact. Au lieu de relâcher la peau, comme l'eau ordinaire, elle en augmente la tonicité et la rend momentanément un peu âpre, un peu rude au toucher, comme le ferait une lotion faiblement astringente. Cette stimulation cutanée est en raison de la température du bain; elle n'est cependant de loin pas aussi forte que la stimulation produite par les thermes qui sont au degré de l'hyperdynamie, et il est assez rare de voir survenir ces éruptions passagères que l'on connaît sous le nom de *poussée*.

L'impression reçue par l'organe cutané se transmet, soit par sympathie, soit par une sorte de pouvoir révulsif, aux organes intérieurs et en change le mode de vitalité. Elle est surtout ressentie par le système nerveux ganglionnaire, par les organes locomoteurs et par les viscères de l'abdomen. En stimulant l'activité de ces différentes parties, les bains minéraux tendent à en régulariser les fonctions, facilitent la résolution d'anciennes stases sanguines, dont elles peuvent être le siége, ou la résorption de matières déposées en vertu de certains procédés pathologiques (subinflammatoires ou autres).

Outre l'impression dynamique, que nous venons de signaler, les bains minéraux exercent un effet plus intime encore sur le tissu cutané. Ils raniment l'action perspiratoire de la peau; ils en augmentent l'activité vasculaire, remédient aux sécrétions anormales ou perverses dont elle peut être le siége, font disparaître certaines éruptions cutanées, notamment celles qui sont de nature eczémateuse, et favorisent la guérison des ulcères chroniques produits sous l'influence d'une diathèse lymphatique ou scrofuleuse.

Quant à l'absorption cutanée, l'on sait, d'après ce que nous avons déjà dit, qu'elle varie selon la température : si le bain dépasse l'indifférente, ce sont les principes salins du liquide qui sont absorbés; s'il est au-dessous de l'indifférente, l'eau seule est absorbée, le premier mode d'emploi convient donc de préférence pour la méthode résolutive, et les bains frais pour la méthode tonique.

D'après ce qui précède, les caractères distinctifs de l'eau de Niederbronn peuvent se résumer de la manière suivante :

1° Elle ne jouit que d'une faible thermalité, n'a qu'un degré moyen de minéralisation, et est peu riche en gaz.

2° Elle est facilement supportée à des doses élevées et rapprochées, ce qui permet de l'employer comme purgative.

3° Elle purge doucement, sans excitation ni ivresse minérale.

4° Elle est très-digestive.

5° Elle se prête parfaitement à la méthode résolutive abdominale.

6° Son pouvoir excitateur-cutané n'a qu'une intensité moyenne.

§ 4. — Des différentes méthodes de traitement usitées à Niederbronn.

Dans l'administration des eaux de Niederbronn nous suivons trois méthodes principales selon que nous avons en vue d'atteindre un effet évacuant, de produire une action altérante ou résolutive, ou de tonifier : ainsi nous avons les *méthodes purgative, résolutive et tonique*. Souvent l'on est dans le cas de combiner deux de ces méthodes et de les modifier l'une par l'autre, selon que les circonstances ou les indications le réclament; mais les différents modes d'emploi auxquels se prête le genre d'eau minérale, dont nous traitons, peuvent se réduire en dernière analyse à l'un de ces trois types.

Ce qui caractérise la méthode purgative, c'est l'usage interne de l'eau minérale à forte dose; ce qui caractérise la méthode tonique, c'est l'usage de bains peu prolongés et à un degré de température plus bas que l'indifférente; ce qui caractérise enfin la méthode résolutive ou altérante, c'est l'usage de bains plus ou moins prolongés et à une température plus élevée que l'indifférente, concurremment avec la boisson à dose modérée. Nous dirons quelques mots de chacune de ces méthodes.

La *méthode évacuante* est employée: 1° dans les cas de constipation ou de paresse des fonctions digestives ; 2° lorsqu'il existe habituellement un état muqueux ou saburral des premières voies; 3° lorsqu'il s'agit de porter sur le tube intestinal un effet dérivatif, comme dans les congestions de tête, dans l'état apoplectique, la disposition à l'obésité l'irritation, chronique des yeux, etc. Voici de quelle manière nous procédons : le premier jour nous faisons boire, à titre d'essai, et selon que le malade paraît plus ou moins valide, six à huit verres, de quart de litre chacun, et par intervalles de 4, 6 ou 8 minutes. Si ce système réussit à évacuer, nous continuons les jours suivants en augmentant ou diminuant la dose, selon que cela est nécessaire pour l'obtention de 2 ou 3 selles liquides. Si l'effet est nul, et que l'eau, du reste, est supportée, nous allons, dès le second jour, de 8 à 10 verres; et si cette augmentation n'amène pas plus de résultats, nous procédons immédiatement à l'administration de quelque moyen auxiliaire, afin d'ouvrir le ventre, comme on dit. C'est le sulfate de magnésie, le tartrate de potasse et de soude, ou même le chlorure de sodium que nous ajoutons, à la dose de 15 grammes environ, aux deux ou trois premiers verres; en même temps nous recommandons de faire tiédir un peu la boisson minérale au bain-marie, et nous faisons boire les premiers verres assez coup sur coup. Au lieu de sels, nous employons quelquefois comme auxiliaires des pilules purgatives, de la rhubarbe, etc., selon que cela convient au goût des malades ou répond à certaines indications. Ces moyens auxiliaires sont employés une ou plusieurs fois, tant que cela est nécessaire, et le traitement laxatif est ensuite continué avec l'eau minérale toute seule. C'est au bout d'un certain nombre de jours que les purgations deviennent ordinairement plus faciles et plus régulières. Les bains, comme on pense bien, ne font pas partie de la méthode purgative ; cependant il est reconnu que leur usage favorise quelque peu l'effet évacuant des eaux : mais, pour cela, il est nécessaire que leur température ne dépasse pas sensiblement l'indifférente, parce qu'ils auraient l'inconvénient de trop porter le mouvement fluxionnaire vers la peau.

La *méthode résolutive* convient toutes les fois qu'il y a un engorgement à fondre ou une modification à opérer dans l'état des humeurs; dans les tumeurs lymphatiques ou scrofuleuses, dans l'hypertrophie du foie et de la rate, dans les cas de calculs biliaires, dans les affections rhumatismales et arthritiques, dans les maladies cutanées et différents genres de dyscrasies, dans les maladies dites chirurgicales, etc. Elle consiste, ainsi qu'il vient d'être dit, dans l'emploi de bains tièdes plus ou moins prolongés et dans l'usage modéré de la boisson. On commence par des bains d'une demi-heure ou d'une heure de durée, et on peut aller jusqu'à deux heures et au delà, selon la tolérance du malade. Quelquefois un second bain de moindre durée est ordonné le soir. La température des bains ne doit jamais descendre au-dessous de l'indifférente; elle doit le plus souvent la dépasser un peu. Il en est de même des douches et des injections. Chez les sujets mous, phlegmatiques, peu irritables, la température pourra être plus élevée ; chez les individus nerveux ou sanguins l'on fera toujours bien de ne pas grandement s'écarter de l'indifférente. Mais toujours est-il que la chaleur est une des conditions essentielles du traitement résolutif, et que ce traitement offre de plus grandes chances de réussite dans la belle saison qu'à toute autre époque de l'année. Lorsqu'il importe de donner un certain degré d'énergie à l'action résolutive, et que le malade n'est, du reste, pas impressionnable, nous élevons la dynamie des bains par une addition de sel commun ou de sel de mer, parce que le pouvoir résolutif d'un bain est toujours en raison de la stimulation cutanée qu'il détermine. Après le bain il convient que le malade se repose.

Comme auxiliaires des bains nous employons les douches, toutes les fois que la sensibilité organique le permet, douches chaudes, d'une quinzaine de minutes, d'abord en arrosoir, puis, à mesure que la tolérance s'établit, d'un seul jet, dont on augmente graduellement le diamètre. La sensibilité doit toujours être le régulateur dans l'administration des douches; sitôt qu'elles commencent à devenir douloureuses, il faut en modérer la puissance ou en interrompre l'usage. A la suite des douches nous faisons faire, pendant quelques minutes, des frictions avec la main enduite d'un corps gras ou d'une substance linimenteuse.

Pendant que le malade est plongé dans le bain, on lui fait boire un ou deux verres d'eau minérale (nous faisons, tant que possible, prendre les bains le matin, à jeun). Après le bain il boit encore un petit nombre de verres à la source. L'effet purgatif ne doit être amené que d'une manière douce et sans efforts: mais il n'est pas de rigueur. Quelquefois il se manifeste dès le début : alors il s'agit simplement de l'entretenir, sans jamais l'exagérer. D'autres fois les évacuations ont de la peine à s'établir : dans ce cas il ne faut pas que le malade se tourmente du peu de succès qu'il obtient, car il est rare que la constipation persiste pendant toute la durée du traitement : les selles deviennent ordinairement plus faciles et plus régulières dans la seconde moitié de la cure, quand est arrivé le moment de *saturation*. Au reste, ce n'est pas précisément la purgation qui est l'indice du succès de la cure, le traitement résolutif peut réussir parfaitement sans que les eaux donnent ce résultat. Tout ce que l'on peut dire c'est que les purgations, si elles s'annoncent d'une manière régulière et modérée, dénotent une action minérale plus facile, et donnent au succès de la cure un plus grand degré de probabilité.

La *méthode tonique* convient plus spécialement dans les nombreuses névropathies qu'on observe à tous les établissements thermaux, dans les cas d'atonie, de relâchement des tissus, de leucorrhée, etc. ; elle consiste dans l'emploi de bains plus ou moins frais et de courte durée, dans l'emploi de douches et d'injections à la même température, et ordinairement aussi dans l'usage modéré de la boisson prise à la source. La durée des bains est de 8, 15 à 30 minutes ; leur température ne doit jamais dépasser l'indifférente, et sera maintenue à peu près entre le 32e et le 22e degré centigr. En général, plus la température du bain devient basse, et plus la durée doit en être abrégée. Dans l'administration des bains frais, il faut toujours viser à obtenir un mouvement de réaction vers la peau. Cette réaction se fait d'autant mieux que la température de l'eau est plus basse et que le sujet est plus valide. Chez les individus faibles, mous et lymphatiques, elle se montre plus difficilement. Partout où elle a de la peine à s'établir, il faut se borner à de simples immersions ; là où elle s'opère facilement on peut faire durer le bain un peu plus longtemps, mais jamais assez pour supprimer le mouvement salutaire qui s'est opéré vers la périphérie. A la suite des bains frais le malade doit, non pas se reposer, mais se donner du mouvement.

La méthode tonique ne comporte généralement pas d'exagération dans l'emploi de la boisson minérale ; des évacuations fortes ou longtemps continuées amèneraient bientôt l'hyposthénie, et feraient ainsi manquer le but vers lequel on tend. La boisson ne fait même pas nécessairement partie de la méthode tonique, et ne doit être ordonnée que s'il existe des circonstances qui en réclament l'emploi.

La durée des méthodes purgative et tonique est de 15 à 25 jours ; celle de la méthode résolutive est de 3 à 6 semaines.

Nous dirons, en terminant ce paragraphe, que c'est seulement par la méthode et les procédés d'application que les propriétés d'une eau minérale peuvent être mises en évidence. Sans méthode, point de résultats thérapeutiques aux établissements de bains ! et celui qui croit pouvoir tout attendre des qualités physico-chimiques d'une source, prouve tout simplement qu'il est étranger à la question des eaux minérales.

§ 5. — Des formes de maladies sur lesquelles les eaux de Niederbronn agissent de la manière la plus favorable.

Pour déterminer expérimentalement quels sont les états pathologiques dans lesquels les eaux de Niederbronn se montrent le plus souvent salutaires, et quel est l'ordre que doit occuper chaque maladie sous ce rapport, nous avons eu recours, depuis une série d'années, au système des *chiffres de curabilité*, c'est-à-dire à un système donnant en valeurs numériques l'aptitude plus ou moins grande de chaque maladie à ressentir l'influence médicatrice des eaux. Ainsi, en additionnant à la fin d'une saison le résultat des différents traitements, nous avons constamment pris la *simple amélioration* pour unité, la *guérison* pour deux fois l'unité, l'*amélioration faible ou légère* pour la moitié de l'unité, l'*amélioration notable* pour l'unité plus sa moitié ; enfin les cas qui n'ont pas présenté de changement en mieux, qui se sont aggravés pendant le traitement ou qui se sont terminés par la mort, ont tous été considérés comme négatifs et représentés par zéro. La résultante fournie par les différents chiffres de chaque genre de maladie a ensuite servi à établir le chiffre de curabilité. Un exemple suffira pour la parfaite intelligence de la chose : admettons, par exemple, qu'il y ait eu 20 cas d'hypertrophie du foie dans une saison ; admettons, en outre, que ces 20 cas aient présenté

2 guérisons, ou deux fois le chiffre 2........	=	4
7 améliorations notables, où 7 × 1 1/2........	=	10,5
6 améliorations.........................	=	6
3 améliorations légères, ou 3 × 1/2..........	=	1,5
1 cas sans changement en mieux...........	=	0
1 cas dont l'état s'est aggravé..............	=	0
On aura pour résultante un total de......		22

Or si la résultante de 20 cas est = 22, la résultante de l'unité sera = 1,11 qui est ici le chiffre de curabilité.

En cherchant ainsi le chiffre pour les différentes espèces pathologiques, nous sommes parvenu peu à peu à les classer d'une manière assez exacte d'après l'effet plus ou moins salutaire que les eaux minérales exercent sur elles. Nous ne voulons cependant pas nous faire illusion sur les avantages de la méthode numérique ; personne mieux que nous n'en connaît les écueils ; les chiffres, qu'elle met en usage, n'expriment et ne peuvent exprimer que des unités ou des valeurs similaires, tandis que l'observation clinique n'offre guères que des valeurs complexes et qui n'ont presque jamais de similitude parfaite.

En effet, les maladies chroniques, telles qu'elles se présentent aux établissements thermaux, ne sont le plus souvent qu'un mélange ou un composé d'espèces pathologiques diverses, et il devient dès lors impossible de faire figurer dans un tableau récapitulatif, sous une dénomination quelconque, des états si peu homogènes. Aussi, pour parvenir à une appréciation plus exacte, avons-nous dû fréquemment décomposer l'état pathologique, le réduire par l'analyse, isoler les différents éléments qui présentaient un caractère de spécificité ou d'indépendance, et les considérer comme cas particuliers, vu que chaque élément indépendant peut être influencé d'une manière différente par les eaux. Dans ce travail analytique nous avons observé, toutefois, la mesure que commandaient et la raison et la science, et nous ne nous sommes permis de scinder une maladie que lorsqu'il y avait coexistence d'états qui n'ont entre eux aucune corrélation nécessaire de cause à effet. Les chiffres, ainsi consultés depuis une dizaine d'années et ramenés à la moyenne, nous ont donné le classement qui suit et qui indique l'ordre de curabilité :

1° État muqueux ou saburral des premières voies.

2° Dyspepsie, lenteur et inertie des fonctions digestives.

3° Maladies du foie, hypertrophies, état congestif ou simple irritabilité.

4° Constipations habituelles, hémorroïdes, congestions veineuses abdominales.

5° Affections eczémateuses.

6° Leucorrhées.

7° Affections rhumatismales et goutteuses.

8° Affections lymphatiques et scrofuleuses.

9° Miliaires chroniques.

10° Calculs biliaires.

11° Hypocondries et névroses gastro-intestinales.

12° Vices de menstruation (absence, insuffisance ou irrégularités ; complications spasmodiques).

13° Cas chirurgicaux (suites de fractures, de luxations, de contusions, de plaies, etc.).

14° Obésités.

15° Stérilités.

16° Congestions de tête ; ophthalmies chroniques.

17° Apoplexies, états apoplectiques, paralysies.

18° Affections des organes respiratoires (bronchites chroniques, état muqueux des ramifications bronchiques, asthmes, suites d'inflammations).

19° Affections prurigineuses et psoriasiques.

20° Névropathies diverses à l'exclusion de l'hypocondrie et des névroses gastriques.

21° Maladies du cœur.

22° Affections spinales.

23° Surdités.

24° Gastrites chroniques avec signes de lésion organique.

25° Kystes ovariques.

Ainsi l'on voit figurer en tête de la liste certains dérangements fonctionnels du canal alimentaire déterminés soit par un état pituitaire ou saburral des muqueuses, soit par la lenteur ou l'inertie du travail digestif; puis vient la série des affections hépatiques et bilieuses, immédiatement suivies des congestions veineuses abdominales. Une série subséquente (5, 6, 7 et 8) comprend les affections lymphatiques et rhumatismales. L'on remarquera que les névroses gastro-intestinales occupent une place beaucoup plus avancée que les autres névropathies : cela provient de ce que le régime minéral, généralement assez peu efficace contre les névroses pures, réussit toujours mieux lorsque l'affection nerveuse est compliquée ou entretenue par un état qui, lui-même, présente un haut degré de curabilité.

Bien que les congestions de tête et les apoplexies ne figurent qu'aux 16e et 17e rangs, elles se présentent encore dans un ordre de curabilité assez élevé eu égard à la gravité et à l'opiniâtreté du mal.

L'on voit que l'appareil digestif, y compris le système du foie, est de tous les appareils organiques celui sur lequel les eaux de Niederbronn exercent l'influence la plus salutaire; puis viennent les appareils lymphatique, génital et locomoteur. L'appareil cutané n'est très-bien influencé que pour certaines dermatoses. Les appareils nerveux, respiratoire et circulatoire figurent dans les derniers rangs.

§ 6. — Des cas de maladies qui se présentent le plus fréquemment à l'établissement de Niederbronn et des méthodes de traitement qui leur sont appliquées.

Nous venons de voir dans quelles formes de maladies les eaux de Niederbronn peuvent être le plus utilement employées; mais les maladies ne se présentent jamais aux établissements de bains comme on le désire; on voit indistinctement affluer à toutes les thermes des affections de tout genre; il importe donc de jeter un coup d'œil sur celles de ces affections qui se présentent le plus fréquemment, non pour prôner à leur occasion le régime minéral, mais pour décider si ce régime peut leur convenir ou non, et jusqu'à quel point il peut leur être favorable. Qu'on n'aille donc pas, après cela, s'écrier ridiculement, comme on l'a fait dans le temps, que nous recommandons notre source dans toutes les maladies possibles, alors qu'il ne s'agit que d'une sorte d'appréciation qui peut aboutir à un avis négatif aussi bien qu'à un jugement en faveur !

Dans l'énumération que nous allons faire, nous procéderons par appareils organiques, en commençant par ceux qui présentent habituellement les cas de maladie les plus nombreux; nous prêterons une attention plus particulière aux espèces qui, au point de vue hydrologique, offrent le plus d'intérêt; enfin nous indiquerons le mode d'emploi des eaux, tel qu'il est suivi à l'établissement et tel qu'une longue expérience nous l'a fait adopter.

I. — Maladies du tube digestif.

Le tube digestif est, de tous les appareils organiques, celui qui, sous le rapport de l'action médicale des eaux, mérite le plus de fixer notre attention, d'abord en raison de l'influence directe et puissante que la boisson minérale est à même d'exercer sur les différents dérangements dont cet appareil peut être le siége, ensuite en raison de l'importance que ce même appareil acquiert comme agent principal d'absorption et de sécrétion : c'est en majeure partie par sa vaste surface que pénètrent les principes minéralisateurs; c'est vers la même surface que se produit ce grand mouvement éliminatoire, cette ample dérivation évacuative, si importante en thérapeutique.

L'usage des eaux de Niederbronn convient dans les dérangements fonctionnels du tube digestif plutôt que dans les maladies de tissu de cet appareil; elles sont surtout à recommander dans les différents désordres qui ont pour cause un état pituitaire ou saburral des muqueuses, une certaine inertie ou paresse de l'acte digestif, des stases ou des congestions du système veineux abdominal; l'on devra moins en attendre lorsque le désordre provient d'un état purement nerveux, de quelque obstacle mécanique, d'un travail inflammatoire chronique ou des produits variés d'un semblable travail. Si des malades de cette dernière catégorie se présentent et qu'ils insistent pour tenter une cure, il importe d'administrer la boisson avec beaucoup de précaution et, en quelque sorte, en tâtonnant; et sitôt que l'on s'aperçoit d'un manque de tolérance, il faut l'interrompre et ne continuer que les bains.

Nous avons surtout à considérer dans le groupe des maladies du tube digestif les formes suivantes :

1° L'*état muqueux ou pituitaire des premières voies* [1]. Le fluide sécrété par la muqueuse digestive peut être exhalé en plus grande abondance; ce dérangement fonctionnel peut se présenter sous la forme aiguë, mais nous ne parlerons ici que de la forme chronique, qui seule se prête au traitement minéral.

L'état muqueux provient-il d'une affection primitive de l'organe sécréteur lui-même, d'un état catarrhal emportant l'idée d'un travail subinflammatoire? ou n'est-ce plutôt qu'un flux muqueux survenant indépendamment de tout travail inflammatoire appréciable? C'est ce dernier sens que nous lui attachons, bien que nous admettions aussi que l'état muqueux puisse quelquefois succéder à une inflammation qui s'est éteinte, et qui a laissé après elle, dans la muqueuse, une exagération de la sécrétion naturelle du tissu, une sorte d'habitude morbide.

Pour nous, la maladie dont il s'agit serait donc l'expression d'un état général, d'une nutrition imparfaite, d'un vice de l'assimilation. Les individus qui en souffrent présentent un faux embonpoint, un aspect bouffi, une peau sèche et décolorée; chez eux toutes les fonctions s'exécutent avec lenteur; il y a paresse du corps et de l'esprit; le pouls bat lentement et fait parfois des intermissions; le sang tiré de la veine trahit un excès de mucus ou de matières protéïques et une diminution dans la proportion des globules; fréquemment on observe des symptômes de congestion cérébrale, des vertiges; la pupille est constamment dilatée, et les moindres refroidissements peuvent amener un enchifrènement opiniâtre, des catarrhes, des rhumatismes, des érysipèles. La bouche est toujours pâteuse, le goût fade, la langue sale, souvent couverte d'un enduit muqueux; la soif est nulle, l'appétit variable; quelquefois, le ma-

[1] Flux muqueux, *status mucosus*, *Verschleimung* des Allemands.

tin, il y a des nausées et des renvois acides ; les malades ont toujours à lutter contre la paresse du ventre; cependant il survient parfois une diarrhée avec déjection de matières muqueuses peu colorées. Le bas-ventre est habituellement gros ou arrondi, mou et pâteux au toucher ; souvent l'épigastre ainsi que la région du foie sont gonflés et sensibles. Il est rare que l'état muqueux n'atteigne pas en même temps la poitrine, où il se manifeste sous forme d'un catarrhe chronique, produisant de l'oppression, de l'enrouement et une toux plus ou moins fatigante avec expectoration d'un mucus épais. L'urine, ordinairement claire, dépose dans un grand nombre de cas un sédiment muqueux ou floconneux. Les hémorroïdes et les fleurs blanches sont encore des symptômes assez constants de cette affection. Celle-ci a toujours une marche très-lente; elle peut durer des années, disparaître en partie et revenir ; elle inspire d'autant moins d'inquiétude que les personnes affectées conservent leur embonpoint ou en gagnent même, absolument comme si la production de la graisse était en raison directe de celle des matières protéïques. Elle s'observe communément chez les individus d'un certain âge qui souffrent de fréquents dérangements de la digestion, qui se donnent assez peu de mouvement, qui jouissent trop peu du grand air ou qui sont sous l'influence de certaines causes débilitantes (chagrins, excès de toute espèce). L'usage habituel de la bière ainsi que des mets gras et farineux y dispose fortement. L'état muqueux s'observe encore chez les enfants cachectiques, boursoufflés, scrofuleux ou rachitiques ; dans ces cas, il y a presque toujours une affection vermineuse concomitante.

Nous avons quelque peu insisté sur les caractères de cette maladie, parce qu'elle n'est pas généralement admise encore à occuper le rang qui lui conviendrait dans nos traités classiques.

L'état muqueux est une des indispositions contre lesquelles

les eaux de Niederbronn échouent rarement et qui, en raison de leur chiffre de curabilité, occupent toujours l'un des premiers rangs, sinon le premier. La méthode purgative doit être franchement employée dans ce cas. L'usage interne des eaux pourra être puissamment secondé par l'emploi des bains, d'autant plus que la peau est ordinairement sèche et flasque, et qu'il convient d'en ranimer l'activité. Les bains seront de 40 à 60 minutes de durée ; leur température dépassera l'indifférente d'un, de 2 ou de 3 degrés. Une saison de 20 à 25 jours peut suffire dans la généralité des cas. Les malades suivront un régime tonique, se donneront journellement du mouvement au grand air, au soleil, habiteront au midi, renonceront à la bière, et se modéreront pour l'usage des mets gras et farineux.

2 La *dyspepsie*. Par dyspepsie nous entendons une digestion dépravée, lente, pénible, quelquefois douloureuse, avec retentissement plus ou moins prononcé sur le système nerveux ; par conséquent des désordres purement fonctionnels, avec exclusion de toute lésion organique. Chez le dyspeptique l'appétit languit, le ventre est le plus souvent resserré ; il y a flatulence et gonflement de l'abdomen, éructations, malaises, toutes les fois que la digestion doit se faire ; des lassitudes spontanées et une mauvaise disposition de l'esprit accompagnent presque toujours cet ensemble de symptômes.

A Niederbronn, la dyspepsie occupe constamment l'une des premières places dans l'ordre de curabilité ; mais la cure demande toujours à être dirigée avec suite et méthode : l'essentiel, c'est de chercher à régulariser les fonctions de l'estomac et de tout le tube digestif par un usage modéré du liquide minéral. Ainsi nous faisons commencer par 2—4 verres, et, à mesure que l'eau est bien supportée, nous augmentons graduellement la dose jusqu'à ce qu'il en résulte chaque matin une ou deux évacuations alvines. Si ce résultat peut être obtenu sans que l'on soit obligé de trop élever le nombre de verres, l'on peut déjà bien en augurer pour la suite. Les bains, sans faire nécessairement partie de la cure, peuvent être considérés comme un bon auxiliaire ; ils seront donnés comme dans le cas précédent, à moins qu'il n'y ait certaines dispositions nerveuses qui exigent que la température soit ramenée au degré de l'indifférente et même au-dessous.

3° Les *constipations habituelles.* On a défini la constipation « l'état d'un individu dont les évacuations alvines sont rares et les matières rendues dures et laborieusement excrétées. » Il y a des personnes chez lesquelles cet état est en quelque sorte normal et qui jouissent d'une santé parfaite tout en n'allant à la garde-robe que tous les 6 ou 8 jours ; mais nous n'avons à nous occuper ici que de celles pour qui ce genre d'infirmité est une cause incessante de dérangements et d'accidents de toute sorte, tels que les symptômes congestionnels du côté de la tête, troubles variés de la digestion, altération du caractère et des facultés, leucorrhée, tumeurs hémorroïdales, etc. Il est bien entendu que le régime des eaux n'offre des chances de réussite qu'autant que le cours des matières n'est pas intercepté par un obstacle mécanique tel qu'une tumeur pouvant comprimer l'intestin, ou une dégénérescence des parois de cet organe ayant pour effet de rétrécir ou d'oblitérer son calibre.

Ce n'est pas chose aussi facile qu'on pourrait le croire de prime abord, que de ramener la régularité dans un ventre habituellement paresseux avec un agent aussi peu énergique qu'une eau minérale; cependant il est assez rare qu'en suivant dans toute sa rigueur la méthode purgative, telle qu'elle est indiquée plus haut, l'on ne parvienne à des résultats satisfaisants. Les bains pris concurremment et à une température qui n'excède pas l'indifférente, favorisent, toujours, dans ce cas, l'effet de la boisson.

4° Les *hémorroïdes*. L'affection hémorroïdale n'est qu'une disposition à des mouvements congestionnels ou fluxionnaires vers l'extrémité inférieure du rectum. Ces sortes de mouvements ou de transports sanguins se répètent à des intervalles plus ou moins rapprochés, le plus souvent irréguliers, quelquefois pourtant périodiques ; ils durent en général un petit nombre de jours, rarement plus d'un septénaire.

Il y a par conséquent à distinguer, dans la maladie, des moments de fluxion ou de *molimen* hémorroïdaire , et des moments libres ou de détente.

Tel est le mode d'évolution de la maladie; maintenant, quant à sa forme, elle se présente sous différentes phases de développement :

Ou bien le *molimen* s'annonce par un simple travail congestionnel, par une douleur gravative vers le sacrum, de la chaleur et du prurit vers l'anus, dure un ou plusieurs jours, et disparaît de nouveau sans qu'on ait remarqué aucune évacuation de sang, aucune formation de tumeurs à la partie inférieure du rectum : c'est ce qu'on appelle simplement *congestion hémorroïdale*.

Ou bien il se forme, au moment du *molimen*, une ou plusieurs tumeurs au pourtour de l'anus, tumeurs devenant plus ou moins douloureuses, pulsatives, rénitentes : celles-ci, après avoir persisté un temps indéterminé, s'affaissent et se flétrissent sans qu'on ait observé aucun suintement sanguin. Ce sont les *hémorroïdes sèches* (*hem. cœcœ*).

Ou bien le *molimen* est accompagné ou suivi d'un flux sanguin : ce sont les *hémorroïdes fluentes*. Quand au lieu de sang ce sont des mucosités qui s'écoulent par le rectum, elles sont appelées *muqueuses*.

Ou bien, enfin, le *molimen* se caractérise par l'existence simultanée des tumeurs et du flux sanguin : ce sont les hémorroïdes parvenues à leur entier développement.

Lorsque l'affection hémorroïdale cesse de se manifester et de se développer dans les organes qui en sont habituellement le siége, lorsqu'elle disparaît, en un mot, et qu'elle est remplacée par une maladie tout autre, les hémorroïdes sont, comme on dit, *supprimées*, *déplacées* ou *anomales :* dans ce cas on observe fréquemment des congestions vers la poitrine, le cerveau, le foie; des hémorragies gastriques ou pulmonaires; des inflammations d'organes internes; des crampes, des palpitations, la mélancolie, etc.

Les hémorroïdes sont toujours l'expression d'une certaine pléthore abdominale, et ne débutent guère que vers la période moyenne de la vie. Elles reconnaissent pour causes déterminantes des habitudes sédentaires, un régime succulent, l'équitation, les voyages en voiture, etc. Elles entraînent toujours plus ou moins de désordres dans les fonctions digestives, des accidents dyspeptiques, de la constipation avec envies fréquentes et inutiles d'aller à la selle ; la tête est embarrassée, vertigineuse ; il y a de la céphalée, de la somnolence ; le sommeil est agité ; le malade éprouve de la torpeur, du fourmillement dans les membres ; il est d'assez mauvaise humeur et son moral prend facilement une tendance hypocondriaque.

L'affection hémorroïdale présente à peu près le même chiffre de curabilité que la constipation ; ces deux affections se compliquent si fréquemment et sont l'une à l'égard de l'autre dans une dépendance si réciproque qu'il devient souvent difficile d'établir entre elles une véritable ligne de démarcation. Aussi la même méthode de traitement minéral leur convient-elle, la méthode doucement laxative, et ce que nous avons dit des bains, à l'art. *Constipation*, est applicable au cas présent. Sous l'influence de ce régime, les fonctions du tube alimentaire acquièrent un nouveau degré d'énergie, se régularisent davantage, et ce changement provoqué dans le mode de vitalité des intestins détermine la résolution d'anciennes stases veineuses, et agit de la manière la plus favorable sur les sujets affectés d'hémorroïdes.

Mais le régime minéral agit-il directement sur la congestion veineuse, ou n'a-t-il pas plutôt pour effet de la modifier d'une manière indirecte en écartant les causes aggravantes qui sont l'inertie du gros intestin et la stagnation exagérée des matières y contenues ? C'est cette dernière opinion que nous croyons la plus juste.

Outre la propriété qu'ont les eaux d'amortir en quelque sorte la tendance hémorroïdale et d'en réduire les proportions, elles en possèdent une autre qui, de prime abord, semblerait impliquer contradiction, mais qui n'en existe pas moins réellement, c'est celle de rappeler des hémorroïdes supprimées ou déplacées. Mais, pour peu qu'on y réfléchisse, on concevra qu'en ramenant le mouvement fluxionnaire vers le gros intestin, les eaux doivent aussi rappeler à son siége normal le travail morbide qui, par métastase, s'était fixé sur un organe plus noble : seulement ce travail morbide reparaît-il avec les modifications favorables que le régime minéral lui fait subir ?

La cure doit être suspendue momentanément s'il survient un flux sanguin considérable. En général, elle ne doit pas être commencée dans le fort d'un *molimen*, mais toujours et tant que possible dans les moments libres. Très-souvent il survient dans le cours du traitement, par l'effet même de la boisson minérale, un mouvement congestionnel, un vrai *molimen* hémorroïdal ; mais celui-ci ne tarde ordinairement pas à se dissiper et n'exige l'interruption du traitement que s'il acquiert un certain degré d'intensité. Une application de sangsues devient quelquefois nécessaire dans cette circonstance. Inutile de dire que le malade doit suivre un régime doux, renoncer aux mets qui ont l'inconvénient de constiper, accorder une certaine préférence aux légumes herbacés, aux fruits en compote ; se livrer journellement à un mouvement modéré à pied, éviter l'équitation et les trop fréquentes courses en voiture.

II. — Maladies de l'appareil hépatique.

Les maladies chroniques de cet appareil peuvent occuper le tissu même du foie ou avoir pour siége les conduits biliaires.

Celles de la première catégorie ne sont fréquemment que des congestions sanguines (hypérémies); d'autres fois elles consistent dans une simple hypertrophie du foie, sans autre altération de tissu; mais souvent aussi elles peuvent dépendre de certaines productions accidentelles ou d'une dégénérescence. L'élément inflammatoire peut plus ou moins accompagner ces différentes formes, qui, il faut en convenir, ne sont pas toujours faciles à distinguer sur le vivant.

Les maladies de la seconde catégorie comprennent les calculs biliaires.

La congestion, l'hypertrophie et les calculs biliaires sont les seules formes auxquelles le régime minéral peut convenir.

1° *Congestion et hypertrophie du foie.* Nous faisons figurer sous la même rubrique ces deux genres de lésions parce que leur diagnostic différentiel n'est pas toujours possible sur le vivant, et que le même mode de traitement leur est d'ailleurs applicable.

La congestion du foie peut être produite par une cause mécanique ou dynamique. La cause est mécanique, lorsqu'il y a un obstacle au libre passage du sang de la veine-cave à travers les cavités droites du cœur, d'où reflux et accumulation de ce liquide dans les vaisseaux hépatiques : ici, l'affection du foie n'étant que le symptôme d'une maladie de cœur, l'usage des eaux minérales ne saurait convenir ; mais il convient si la congestion est le résultat d'une cause dynamique, comme d'une pléthore générale ou locale, d'effluves marécageux, ou bien si elle est consécutive à une phlegmasie des voies digestives. Cette espèce de congestion, pour peu qu'elle soit intense ou qu'elle se prolonge, s'accompagne d'une augmentation de volume du foie, et le plus souvent aussi d'une augmentation de la sécrétion biliaire. Elle peut entraîner à sa suite un dérangement de la nutrition de l'organe hépatique et devenir ainsi le point de départ d'un grand nombre d'altérations, parmi lesquelles l'hypertrophie est une des plus communes. Ce qui caractérise la congestion et ce qui la différencie d'avec l'état hypertrophique, c'est la rapidité avec laquelle elle peut survenir et disparaître : une saignée ou l'apparition d'un flux hémorroïdal suffisent souvent pour amener une diminution considérable dans le volume du foie, tandis que l'hypertrophie offre un caractère de persistance plus marqué. Tant que les maladies du foie ne sont qu'au degré de la congestion dynamique ou de la simple hypertrophie, l'usage des eaux est indiqué et l'on est autorisé à s'attendre à la résolution de l'engorgement. Mais il n'en est plus ainsi lorsque la maladie consiste dans une sécrétion morbide ou dans un tissu de nouvelle formation, comme la suppuration, le cancer, les encéphaloïdes, les acéphalocystes, etc. Lorsqu'on a des raisons pour supposer l'existence de l'un ou de l'autre de ces cas, il faut s'abstenir de la cure minérale. Mais il est souvent difficile de décider si la maladie est au delà du terme passé lequel il n'y a plus de résolution à attendre. Dans ces cas douteux l'on aura surtout égard à l'état général du malade, au pouls, aux douleurs ainsi qu'aux autres signes locaux. Si les forces générales déclinent d'une manière sensible, s'il y a des signes de cachexie cancéreuse ou hydropique, s'il y a un épanchement de sérosité dans l'abdomen, il ne faut rien attendre d'une cure minérale. Il ne faut pas attendre davantage si le pouls est constamment excité ou fébrile, et si le foie est le siége de douleurs plus ou moins vives, que ces douleurs soient continues ou simplement momentanées. Enfin, c'est toujours une circonstance fâcheuse lorsque le foie se trouve altéré dans sa forme ou dans sa configuration, lorsqu'il présente des inégalités ou des bosselures, car l'hypertrophie ainsi que l'hypérémie hépatiques ont pour caractère de présenter une tumeur lisse, à surface égale et conservant la forme générale du foie; elles sont, en outre, l'une et l'autre indolores et sans fièvre.

Dans les congestions et les hypertrophies du foie, comme dans tous les engorgements, du reste, c'est la méthode franchement résolutive qu'il convient d'employer. Pour cela, il faut tant que possible choisir la saison la plus belle de l'année; il faut que le malade accorde quatre à six semaines de temps, et qu'il se soumette avec exactitude à toutes les prescriptions du traitement. A côté de la méthode résolutive, telle que nous l'avons décrite plus haut, nous employons encore des lavements d'eau minérale comme auxiliaires de la boisson. Outre que ces lavements agissent comme désobstruants dans les cas de constipation, ils ont encore un autre effet plus essentiel, celui de présenter les principes minéralisateurs à l'absorption du système de la veine-porte, et de les mettre ainsi en contact direct avec l'organe engorgé. En effet, lorsqu'on ingère des substances médicamenteuses dans l'estomac, elles y éprouvent toujours sous l'influence des fluides gastriques et des forces digestives une certaine altération qui ne saurait plus avoir lieu dans le gros intestin. Par la voie gastrique l'agent médicamenteux n'arrive au foie que d'une manière indirecte et après avoir subi certaines modifications; par le moyen des injections rectales, il y arrive directement et sans altération, absorbé par les radicules veineuses abdominales, qui portent le remède en quelque sorte au foyer même de la maladie. C'est cette circonstance qui explique la grande efficacité des lavements de Kæmpf dans les engorgements hépatiques. Après avoir évacué l'intestin par un lavement préparatoire, les malades prennent, une ou deux fois par jour, un demi-lavement d'eau minérale qu'ils cherchent à garder.

Dans le traitement des maladies chroniques du foie, nous évitons tout effet brusque et violent, pour ne pas amener de réaction trop forte ni porter le trouble dans les fonctions digestives. Dirigé ainsi pendant plusieurs semaines, le traitement minéral détermine souvent la résolution des engorgements hépatiques les plus considérables. Les cas les plus opiniâtres exigent que le malade répète la cure pendant deux ou trois saisons de suite.

2° *Calculs biliaires.* La vésicule du fiel devient fréquemment le siége de concrétions particulières (calculs biliaires, cholélithes). Ces calculs sont ordinairement constitués par un grumeau central de bile concrète autour duquel se fait une espèce de cristallisation d'une matière grasse appelée *cholestérine :* on les rencontre de préférence chez les individus d'un certain âge, chez ceux qui mènent une vie sédentaire, plus souvent chez les femmes que chez les hommes. Ils peuvent exister un temps indéfini sans se révéler par aucun trouble du côté des fonctions digestives; mais s'il arrive qu'une ou plusieurs de ces concrétions s'engagent dans les conduits cystique et cholédoque, il survient à l'instant même une crise de douleurs vives et déchirantes à l'épigastre, douleurs qui persistent jusqu'à ce que l'obstacle ait franchi les canaux biliaires et soit tombé dans le duodénum. Ces accès de douleurs, plus généralement connus sous le nom de *coliques hépatiques*, se caractérisent, en outre, par une grande anxiété, des vomissements, une sensibilité exquise dans la région du foie. Une teinte ictérique plus ou moins prononcée succède ordinairement à ces crises atroces.

Dans la maladie qui nous occupe, il y a toujours à distinguer le traitement des accès et le traitement de la cause même.

Le traitement des accès n'étant pas précisément du ressort de la médecine thermale, nous ne nous occuperons ici que du traitement de la cause. A part la mixture de Durande, il n'y a que les eaux minérales, et notamment les eaux alcalines, qui aient acquis de la réputation pour la guérison des calculs biliaires. Cependant de nombreuses observations nous ont prouvé que les eaux salines peuvent être appliquées au traitement de cette affection avec tout autant de succès que les natrothermes, et nous avons à faire valoir de beaux cas de guérison. Pour réussir, le traitement doit être conduit d'après certaines règles, qui sont celles de la méthode résolutive un peu modifiée. Les bains doivent être donnés à une température qui n'excède que faiblement l'indifférente, et sont prolongés de 1 1/2 à 2 1/2 heures ; nous ne les renforçons jamais par des additions de sel. Pendant le bain, le malade boit un demi-verre ou un verre d'eau minérale ; après le bain, il prend encore 1, 2 ou tout au plus 3 verres à la source. Jamais de douches, pour ne pas provoquer de crises. Les lavements minéraux sont seulement ordonnés en cas de constipation. Ce traitement est continué pendant 25 ou 30 jours. Toutes les fois que le malade éprouve du malaise gastrique qui pourrait faire supposer l'imminence d'une crise, ou bien lorsqu'une crise se déclare, le traitement minéral est suspendu jusqu'à cessation de tous les accidents.

Il est rare qu'une seule saison suffise pour faire disparaître le mal ; le plus souvent, les malades ont besoin de revenir pendant trois années de suite pour pouvoir se promettre des résultats durables.

Il n'y a pas de malades qui demandent à être dirigés avec plus de ménagements que ceux qui ont des calculs biliaires ; le moindre excès de boisson minérale, le moindre écart de régime peuvent provoquer un accès de coliques hépatiques. Aussi voit-on que, dans l'ordonnance du traitement, nous évitons avec soin tout ce qui pourrait porter quelque trouble dans l'économie ou réveiller trop fortement l'irritabilité organique.

Les eaux peuvent-elles dissoudre les calculs biliaires ? Rien ne le prouve. La cholestérine résiste à l'action des eaux salines aussi bien qu'à celle des alcalis. Il paraîtrait que le liquide minéral n'agit dans cette circonstance qu'en modifiant l'état général des humeurs, et, par suite, la constitution chimique de la bile, et que ses effets se bornent tout simplement à arrêter la formation ultérieure de nouveaux calculs et à favoriser l'élimination de ceux qui existent déjà.

III. — Maladies des appareils lymphatique et cellulo-graisseux.

1° *Prédominance lymphatique et scrofules.* La maladie scrofuleuse, qui est plus particulière au jeune âge, dépend d'un vice constitutionnel, d'une diathèse encore mal définie, et reconnaît le plus souvent pour cause l'hérédité. Nous ne nous arrêterons pas à décrire ou à rappeler les nombreuses formes sous lesquelles cette maladie peut se présenter ; nous dirons seulement que nous comprenons ici toutes les nuances de la diathèse scrofuleuse, depuis la simple exagération du tempérament lymphatique jusqu'au mal parvenu à son plus haut degré de développement. Toutes les eaux salines et bromo-iodurées, sulfureuses et ferrugineuses peuvent convenir dans ces cas; il y a néanmoins certains choix à établir, lorsqu'on tient à bien approprier la source à la forme particulière de chaque mal. Niederbronn devra être préféré dans les affections lymphatico-scrofuleuses qui sont accompagnées d'un état de paresse ou d'inertie des premières voies, là où il existe un embarras muqueux ou vermineux, une complication eczémateuse, et partout où il peut être utile de dériver sur le tube digestif.

Dans la plupart des cas le traitement devra être dirigé d'après les règles de la méthode résolutive, surtout s'il y a des engorgements glandulaires ou autres à résoudre ; la cure devra, au contraire, être modifiée dans le sens de la méthode tonique, s'il n'y a pas précisément d'engorgement à fondre et s'il y a plutôt urgence de tonifier ; il faut, en un mot, que la méthode choisie réponde aux indications ; il faut, par exemple, donner les bains plus chauds, les hyperdynamiser avec du sel de mer, chez les sujets mous, phlegmatiques et qui présentent une certaine torpeur du système vasculaire ; il faut les donner plus frais chez les sujets nerveux et irritables.

La boisson est constamment administrée, mais plus souvent à dose altérante qu'à dose purgative. Dans certains cas, où il s'agissait d'élever la puissance de l'action fondante, nous avons fait ajouter, avec succès, de petites quantités d'iodure de potassium à la boisson minérale [1].

[1] Nous ne craignons pas en général de recourir, pendant la cure, aux moyens adjuvants que peuvent réclamer certaines indications ; ainsi des topiques, des frictions, des injections, etc., peuvent devenir nécessaires, et ce serait de la pure pruderie que de vouloir s'en passer, par le motif que la médecine thermale exclut ces sortes d'associations. Des moyens accessoires peuvent toujours être employés à titre d'adjuvants, s'ils ne sont pas en discordance avec le régime des eaux. Ce qu'il ne faut pas dans une cure minérale, c'est l'emploi simultané de moyens qui constitueraient en quelque sorte une seconde cure, de nature différente, marchant de front avec la

Les affections lymphatico-scrofuleuses exigent généralement des cures prolongées, et il est rare que l'on ne parvienne pas à modifier d'une manière favorable l'état des malades, s'ils savent être dociles et persévérants. Les soins hygiéniques sont toujours d'une importance majeure. Les malades choisiront une habitation bien aérée, exposée au midi ; ils se donneront du mouvement à l'air libre, au soleil, dans les champs, dans les montagnes ; ils choisiront une alimentation tonique et de facile digestion, composée surtout de bons bouillons, de viandes rôties et grillées, d'œufs et de légumes frais, de bon vin ; tous les mets devront être convenablement assaisonnés ou aromatisés.

2° *Obésité* ou *Excès d'embonpoint.* L'obésité est une de ces infirmités qui, sans être graves, n'en sont pas moins très-gênantes, et deviennent une cause de tourments pour les personnes qui en sont atteintes. Les eaux purgatives sont la ressource la plus généralement invoquée contre cette anomalie de la nutrition, et, parmi les visiteurs que l'on voit affluer tous les ans à nos bains, il s'en trouve un assez grand nombre dont la cure n'a pas d'autres motifs. Sans vouloir attribuer aux eaux plus de propriétés qu'elles ne peuvent en avoir contre un pareil état morbide, nous dirons néanmoins que le régime minéral est un des moyens les plus rationnels et que l'expérience, sous ce rapport, s'accorde avec la théorie : en effet, les chiffres de curabilité, sans présenter précisément des guérisons complètes, indiquent cependant, chez la plupart des malades, un certain degré d'amélioration.

Dans le traitement de l'obésité, il convient d'influencer l'organisme par tous les facteurs du régime minéral ; il faut à la fois agir par le procédé stimulant et par le procédé altérant ;

cure principale, et pouvant troubler ou neutraliser les effets de cette dernière.

recourir à la méthode purgative et activer les sécrétions en général. Par suite de cette grande impulsion donnée au système absorbant, par suite de cette excitation minérale provoquée dans toute l'économie, l'on peut parvenir à corriger, jusqu'à un certain point, la disposition anomale qui nous occupe. Mais le médecin inspecteur a toujours plus ou moins à lutter contre les habitudes de table ou les habitudes sédentaires de ses clients, et ce n'est que lorsqu'il rencontre chez eux un désir bien prononcé de guérir, joint à une obéissance passive, qu'il peut se promettre de bons résultats.

Pour l'ordonnance du régime minéral il faut toujours spécifier ; ainsi l'on donnera les bains au-dessous de l'indifférente si l'on a affaire à des sujets pléthoriques ou irritables, à des sujets qui dénotent une certaine mobilité sanguine ou nerveuse, ou bien des dispositions aux congestions de tête. Mais, toutes les fois que les circonstances et la constitution du malade le permettent, il y a de l'avantage à porter la température au-dessus de l'indifférente, et à imprimer une certaine secousse à l'organisme ; l'on pourra hyperdynamiser les bains par une addition de sel, promener des douches sur tout le corps, les faire suivre de frictions générales. La boisson doit toujours être prise à dose purgative ; le malade fera tous les jours de l'exercice à pied, ne dormira pas après le repas, ne se laissera pas aller à son appétit, évitera la bière et donnera la préférence, quant au régime, aux substances végétales non féculentes.

IV. — Maladies de la peau.

Dans le traitement des maladies cutanées, c'est moins à la forme anatomique qu'à l'essence du mal qu'il faut avoir égard. Nous avons toujours observé que les dermatoses tenant à un vice psorique (*prurigo*, *psoriasis*) étaient plus réfractaires à l'action thermale que celles qui sont en rapport de causalité avec un vice lymphatique ou scrofuleux, ou qui sont liées à quelque désordre des voies digestives. Les formes auxquelles nous devons prêter une attention plus particulière sont les deux suivantes :

1° L'*Eczéma*. Les affections eczémateuses doivent être comptées parmi celles que les eaux de Niederbronn influencent de la manière la plus favorable. Il faut sans doute attribuer cet effet de l'eau minérale à ce qu'il y a presque toujours prédominance lymphatique ou scrofuleuse chez les eczémateux, et qu'ici le foyer du mal est plus directement accessible à l'agent minéralisateur que dans le reste des maladies lymphatiques. Quoi qu'il en soit, nous ordonnons les bains au degré de l'indifférente ou à une température qui la dépasse quelque peu ; nous donnons à ces bains une durée qui varie de 45 à 120 minutes. Si l'éruption occupe la face ou les oreilles, comme cela arrive souvent, nous faisons lotionner une ou deux fois par jour les parties affectées avec de l'eau minérale tiédie, notamment avec l'eau du bain, pendant que le malade y est plongé. Les douches trouvent leur application dans certaines formes rebelles et circonscrites ; dans ces mêmes cas nous avons aussi recours, quelquefois, à des moyens locaux, tels que la pommade goudronnée, l'huile de cade, etc. Quant à la boisson, elle est ordinairement prescrite à la dose laxative. La durée de la saison doit être de 25 à 30 jours.

2° La *Miliaire chronique*. Cette maladie est très-commune dans les campagnes de l'Alsace. Entretenue par le genre de vie et les épais lits de plume, elle se prolonge quelquefois pendant des années et épuise les malades par les sueurs profuses qui la caractérisent. Peu à peu les propriétés physiques et vitales de la peau s'altèrent; ce tissu devient d'une impressionnabilité extraordinaire, et le moindre froid peut amener des désordres dans l'économie. L'indication, dans ce cas, c'est de rendre du ton à l'organe cutané, c'est d'en modifier les propriétés vitales en cherchant à enrayer, d'une manière prudente et mesurée, le mouvement colliquatif qui s'opère à la superficie. Nous remplissons cette indication de la manière suivante :

Les bains seuls sont employés; la boisson minérale fatiguerait les malades déjà épuisés par les transpirations excessives. Le traitement consiste dans l'emploi alternatif des bains et des frictions de savon camphré. Ce savon est préalablement ramolli avec quelques gouttes d'eau chaude, de manière à acquérir la consistance d'un onguent, avec lequel le malade se frictionne tout le corps, soit immédiatement avant d'entrer dans le bain, soit la veille. Les bains, dans le principe, doivent être d'une température un peu plus élevée que l'indifférente et d'un demi-heure de durée. A mesure que la cure avance on se rapproche de l'indifférente et on porte la durée à 45 minutes. Il est bien entendu que la méthode en question n'est applicable que lorsque la chronicité de la maladie est bien établie; mais alors elle rend d'incontestables services.

V. — Maladies de l'appareil génital (femmes).

Tous les bains quelconques agissent d'une manière plus ou moins favorable dans les maladies propres à l'autre sexe. Il était dès lors naturel de recourir aux eaux minérales dans les différents dérangements que peuvent présenter les organes génitaux chez la femme, et d'appliquer à chacun de ces dérangements le genre d'eaux qui convenait le mieux. Le régime minéral présente, d'ailleurs, l'avantage d'agir puissamment sur l'imagination féminine, et, par suite, sur l'état physique. Le voyage déjà, les distractions qui en sont la conséquence, les impressions nouvelles, le changement d'air, de climat, d'habitudes et de relations, sont des moyens bien capables de hâter et d'assurer l'effet des eaux, et si les établissements de bains ont généralement de nombreux succès à faire valoir sous ce rapport, nous croyons qu'il faut en attribuer la grande part aux circonstances hygiéniques inséparables de toute cure minérale.

Parmi les maladies propres aux femmes, celles qui présentent le plus haut chiffre de curabilité à Niederbronn, sont : 1° la leucorrhée (fleurs blanches) ; 2° les troubles de la menstruation ; 3° la stérilité, et 4° les engorgements chroniques de l'utérus. Ces différents états ne réclament guère que l'usage externe des eaux, tantôt selon la méthode tonique, et d'autres fois selon la méthode résolutive.

1° *Leucorrhée*. Par ce terme il faut entendre les écoulements blancs idiopathiques, c'est-à-dire ceux qui existent indépendamment de toute autre affection de l'appareil génital. La leucorrhée atteint de préférence les femmes lymphatiques, et s'observe plus communément dans les grandes villes que dans les campagnes. Elle ne reconnaît souvent d'autre cause que l'hérédité ; mais son développement est toujours favorisé par des influences débilitantes, par un genre de vie sédentaire, par le défaut d'air libre, par la compression du ventre au moyen de corsets, par l'abus du thé et du café, etc. Si les fleurs blanches n'ont rien de grave par elles-mêmes, elles n'en constituent pas moins une maladie qui peut devenir la cause de nombreux désordres et qui, à la longue, mine la santé des femmes. Les malades, en effet, ne tardent pas à prendre un aspect chlorotique ; peu à peu elles tombent dans un état de langueur ; à tout moment elles éprouvent des tiraillements d'estomac, une sorte d'anéantissement, des accidents vaporeux cardialgiques, etc.

Le traitement consiste dans l'emploi des bains minéraux suivant la méthode tonique (frais et de courte durée), et dans l'usage des injections faites dans le bain même et avec l'eau du bain. Quelquefois, si le flux est considérable, les injections devront être répétées le soir. Dans les cas qui exigent un renforcement de l'action tonique, l'on ajoutera au bain des boules de Nancy (tartrate ferro-potassique) à la dose de 50 à 100 grammes. L'on s'abstiendra de la boisson minérale toutes les fois que la régularité des fonctions digestives permettra d'y renoncer, car les évacuations alvines contrarient toujours plus ou moins le but tonifiant auquel on doit viser dans ces sortes de cas. Les malades suivront le régime indiqué à l'article des affections lymphatiques.

2° *Troubles de la menstruation.* Le flux menstruel tarde quelquefois à s'établir chez les jeunes personnes bien qu'elles aient dépassé l'âge de la puberté (*Aménie*, Flamant) ; d'autres fois il est insuffisant, irrégulier, accompagné de douleurs et de toutes sortes d'accidents spasmodiques (*Dysmenorrhée*) ; enfin les menstrues peuvent *dévier* et être remplacées par des exhalations sanguines à tout autre point du corps (*Xénoménie*, Flamant).

Les bains minéraux sont généralement utiles dans ces sortes d'indispositions, et le genre de vie qu'on mène aux établissements thermaux est ce qu'il y a de plus convenable comme moyen hygiénique. L'on ne fera prendre que des demi-bains d'une température un peu plus élevée que l'indifférente et de 40 à 60 minutes de durée. La boisson minérale ne doit être prescrite que s'il existe des indications qui la réclament. Pour augmenter l'action des bains l'on a quelquefois recours à l'emploi simultané des douches sur les extrémités inférieures. Il est enfin des personnes chez lesquelles l'application de quelques ventouses ou de quelques sangsues aide puissamment à ramener le phénomène menstruel à ses conditions normales. Inutile de dire qu'il faut toujours un peu secouer les malades, leur recommander d'aller à pied, en voiture, à âne, par les champs, dans les montagnes, de ne craindre aucun exercice, voire celui de la danse.

3° *Stérilité.* Il n'y a pas de bain au monde qui n'ait été recommandé contre la stérilité, et qui n'ait à faire valoir des cas de succès. La raison en est simple : c'est que tous les bains peuvent convenir, s'ils sont donnés d'une certaine manière; c'est que la vie des bains constitue précisément le traitement hygiénique le plus approprié. La stérilité tient à une multitude de causes dont les unes sont susceptibles d'être combattues, mais dont les autres sont inaccessibles aux secours de l'art ou au pouvoir de l'action thermale. Si des cas de la première catégorie se présentent aux stations thermales, il en résultera non-seulement des chances de réussite pour la cliente, mais des chances de réputation pour l'établissement.

Parmi les causes de stérilité, celles qui autorisent à espérer la guérison sont les suivantes : 1° la trop grande excitabilité nerveuse; 2° la faiblesse générale, l'inertie ou la torpeur du système utérin; 3° un état catarrhal de la matrice ou la leucorrhée; 4° des dispositions à l'embonpoint.

Le traitement, comme bien on pense, devra toujours être dirigé contre la cause : si c'est à une trop grande sensibilité nerveuse que l'on a affaire, il faut recourir à la méthode tonique; s'il y a de la torpeur ou de l'atonie en jeu, il faut stimuler, hyperdynamiser les bains, ou élever la température au-dessus de l'indifférente, employer les douches sous toutes les formes; s'il existe un état leucorrhéique ou une disposition à l'embonpoint, il faut employer le traitement recommandé contre ces indispositions.

4° *Engorgement chronique de l'utérus.* Par là il faut entendre une augmentation de volume de la matrice, augmentation partielle ou totale, un état d'hypertrophie, sans transformation squirrheuse. Ces engorgements peuvent survenir à la suite d'une métrite aiguë ; mais ils se développent plus souvent encore d'une manière lente, insidieuse, et ne se révèlent par des symptômes particuliers que lorsque l'organe malade a déjà acquis un certain développement. La méthode résolutive doit être employée dans ce cas, conjointement avec les injections d'eau minérale et les douches en arrosoir sur l'hypogastre. Il faut ordinairement la répétition de la cure pendant plusieurs années de suite.

VI. — Maladies de l'appareil locomoteur.

Nous avons à voir, dans ce groupe, deux séries d'affections, les maladies de nature rhumatoïde et les maladies dites chirurgicales. Les bains jouent le rôle principal dans ces différentes affections, qui, du reste, présentent des chiffres de curabilité assez élevés.

1° *Maladies rhumatismales et goutteuses.* Ces maladies siégent essentiellement dans les parties musculaires et fibro-tendineuses ; elles se distinguent par une certaine mobilité, par une tendance à se déplacer et à récidiver ; leur caractère le plus saillant est la douleur, qui augmente toujours par le mouvement des parties affectées ; elles tiennent le plus souvent à une disposition particulière, à une diathèse, en partie démontrée déjà par la présence dans l'organisme d'un excès d'acide urique et de certains phosphates. Nous ne nous étendrons pas sur leur nature ni sur les différentes formes qu'elles peuvent revêtir ; nous dirons seulement que nous comprenons ici toutes les nuances depuis le simple rhumatisme chronique jusqu'à la goutte la mieux caractérisée. —

En général, les eaux n'influencent d'une manière bien favorable les maladies rhumatismales et goutteuses que lorsqu'elles ont atteint un certain degré de passivité. La source de Niederbronn convient surtout lorsqu'il importe d'agir en même temps sur le tube digestif.

Les bains sont constamment donnés à une température qui excède un peu l'indifférente (35°-38° centigr.), et de 45 à 60 minutes de durée. Les bons effets des eaux salines paraissent principalement dépendre, dans ces cas, de la stimulation ou du mouvement excitateur révulsif que le liquide minéral exerce sur l'organe cutané. Aussi renforçons-nous fréquemment les bains par l'addition d'un, de deux ou de trois kilogr. de sel commun, et nous avons presque toujours eu à nous louer de ce système. Comme les eaux de Niederbronn contiennent 5 grammes environ de substances salines par litre, et que l'on compte 150 à 200 litres d'eau par bain, il s'ensuit qu'avec moins d'un kilogr. de sel on peut déjà porter un bain minéral au degré de l'hyperdynamie.

Lorsque le rhumatisme est circonscrit et d'une certaine fixité, nous employons simultanément les douches chaudes, suivies de frictions avec la main enduite d'un corps gras ou linimenteux.

La boisson minérale, à dose laxative, sans faire nécessairement partie du traitement antirhumatismal, devient cependant un bon auxiliaire dans une foule de cas, et ce n'est que chez les sujets plus ou moins débilités et chez lesquels il n'existe aucune indication spéciale pour purger, que nous nous en abstenons.

Pendant la cure, qui doit être de 20 à 30 jours, le malade observera un régime sévère, qui ne soit ni trop échauffant, ni trop nourrissant ; il n'usera de vin qu'avec modération ; il se donnera autant que possible un peu de mouvement chaque jour, en évitant toujours de se refroidir; à cet effet il portera de la finette sur le corps et aura toujours grand soin de la chaussure. La cure réussit constamment mieux au milieu de l'été, par un temps chaud et sec, que dans des conditions atmosphériques inverses.

Toutes les fois qu'il se déclare un accès de goutte ou que le mal passe de nouveau à l'état aigu, nous faisons interrompre le traitement externe, bains et douches, parce que nous avons toujours observé que le régime humide est mal supporté par les phlegmasies rhumatoïdes un peu vives ou de date trop récente.

2° *Maladies chirurgicales.* En hydrologie on entend par cette expression toutes les suites de fractures, de luxations, d'entorses, de plaies contuses, etc. Les bains minéraux peuvent être employés avec succès toutes les fois qu'il reste de la faiblesse, de la roideur ou des douleurs dans les membres par suite des lésions mécaniques dont il vient d'être question. Les bains seront administrés d'après la méthode recommandée pour les affections rhumatismales.

VII. — Maladies de l'appareil cérébro-spinal.

Parmi les formes morbides de cette catégorie il y en a deux dans lesquelles les eaux peuvent être employées avec succès, ce sont les congestions cérébrales et l'état apoplectique. Ces affections se présentent tous les ans en assez grand nombre à l'établissement de Niederbronn : ce qui les attire, c'est la qualité purgative des eaux ; la plupart des médecins n'ont d'autre but, en envoyant ces malades, que d'opérer une dérivation sur le tube digestif, que de déterminer vers le rectum un mouvement fluxionnaire ou un flux hémorroïdal : d'ailleurs, les qualités peu excitantes de la source et les faibles proportions de gaz qu'elle contient la rendent singulièrement apte à être utilisée comme agent thérapeutique dans les circonstances de ce genre.

1° *Congestion cérébrale*. Ce qui distingue essentiellement la congestion ou l'hypérémie de toute autre affection plus grave du centre cérébro-spinal, c'est le caractère éphémère ou transitoire des symptômes qui lui sont propres : ainsi le vertige, les éblouissements, l'engourdissement des membres, les accidents paralytiques, l'embarras de la langue ou des facultés intellectuelles disparaissent toujours promptement, tandis que les symptômes caractéristiques de l'apoplexie se distinguent par leur persistance. Mais comme les congestions ont de la tendance à se reproduire et que ces récidives peuvent entraîner de plus grands désordres dans les fonctions cérébrales, il importe qu'on les combatte et par le régime, et par les moyens de l'art. Les eaux minérales purgatives ont toujours été préconisées dans ces sortes de cas, par les uns comme dérivatives, et par les autres comme hyposthénisantes : le fait est qu'elles sont l'un et l'autre; mais l'hyposthénie n'est que la conséquence de la dérivation évacuative. La boisson devra être employée dans le sens de la méthode purgative. Les bains ne conviennent généralement point, et, s'il existe des indications particulières qui en réclament l'usage, ils ne devront être pris qu'à mi-corps et d'une température inférieure à l'indifférente, afin de congestionner le moins possible la tête. Chez beaucoup de ces malades nous secondons le traitement par l'emploi de ventouses scarifiées le long de l'épine du dos.

A l'inverse des rhumatisants les malades affectés de congestions cérébrales choisiront, pour faire leur cure, les moments les moins chauds de la belle saison ; ils éviteront l'action trop directe du soleil sur la tête, et auront toujours soin de tenir les pieds chauds et à l'abri de l'humidité ; ils mangeront peu, renonceront à ce qui est trop échauffant ou indigeste; ils éviteront, tant que faire se peut, les émotions morales, toutes les contentions de l'esprit, *sintque parcissimi Veneris.*

2° *État apoplectique.* Cet état, comme on sait, dépend, non plus d'une simple hypérémie, mais d'un épanchement plus ou moins considérable de sang dans la substance cérébrale. De l'épanchement sanguin résultent des accidents paralytiques de différente nature, qui persistent avec opiniâtreté et sur lesquels la médecine n'a, en général, qu'un pouvoir très-limité. L'apoplexie ne s'observe guère qu'à un certain âge; elle est bien plus fréquente chez l'homme que chez la femme; elle tient à des dispositions héréditaires et frappe de préférence les individus qui présentent les caractères de ce qu'on est convenu d'appeler la *constitution apoplectique.* Les excès de table, l'abus des spiritueux, une digestion laborieuse, les constipations habituelles, le sommeil trop prolongé, les bains trop chauds y disposent singulièrement; ajoutez à toutes ces causes les émotions morales, les passions tristes, peut-être aussi l'hypertrophie du ventricule gauche du cœur.

Comme une première attaque laisse supposer qu'il peut se produire une nouvelle hémorragie, il importe que tous les moyens rationnels soient mis en œuvre pour prévenir une pareille récidive. A cet effet l'on a toujours recours aux émissions sanguines qui, dans le principe, constituent le moyen de rigueur. Mais une fois qu'il a été satisfait, sous ce rapport, aux exigences thérapeutiques, vient le tour des dérivatifs portés soit à la périphérie, soit sur le canal alimentaire. Les eaux laxatives occupent un rang distingué parmi les agents de cette dernière catégorie; mais, pour bien réussir, elles ne doivent pas être trop gazeuses ni être ingérées trop chaudes ou en trop grande quantité. Pour ce qui concerne les deux premiers chefs, les eaux de Niederbronn répondent parfaitement aux indications; quant au troisième, qui se rapporte à la quantité de boisson, nous dirons qu'il se trouve quelquefois des buveurs qui commettent des excès dans le but de forcer la purgation : or ceux-là font toujours mal et s'exposent à des rechutes. Bien que la méthode évacuante fasse la base du traitement minéral dans les apoplexies, la purgation ne doit cependant être obtenue que d'une manière douce et sans que l'on ait besoin d'excéder la moyenne du nombre de verres; si celle-ci ne suffisait point, il faudrait ne pas insister longtemps et aviser à d'autres moyens.

Les bains et les douches doivent toujours être employés avec une certaine réserve et là seulement où les forces du malade le semblent permettre et où il existe des indications précises; nous renvoyons, au reste, quant aux bains, aux ventouses et aux règles hygiéniques, à ce qui vient d'être dit à l'article des congestions cérébrales. Les apoplectiques étant généralement des gens plus ou moins cassés par l'âge et les infirmités, il faut user à leur égard d'une grande modération dans l'ordonnance de la cure et éviter de provoquer une excitation minérale. Ainsi, il faut se garder de les exposer à l'action simultanée de la boisson, des bains et des douches tout à la fois : il en résulterait une perturbation trop grande pour un organisme débilité. Du moment où l'on a recours à la méthode purgative, il faut se borner à celle-là, et, si les douches sont nécessaires, ne les employer qu'après la cure purgative ou avant. Si les bains et les douches doivent être mis en usage, il convient de les employer alternativement, les douches un jour et les bains l'autre. Bref, il faut éviter le concours de trop de choses à la fois, ne pas donner à la cure une trop longue durée, et observer ces règles d'autant plus strictement que les malades sont plus âgés, plus affaiblis ou plus menacés d'une nouvelle attaque. La méthode purgative, sagement employée, nous semble encore, de toutes les méthodes de traitement usitées aux établissements de bains, celle qui, chez les apoplectiques, donne le plus de succès.

VIII. — Maladies nerveuses.

Les névroses pures ne supportent pas bien l'excitation thermale; aussi s'accommodent-elles toujours mieux des eaux légères que de celles qui sont fortement minéralisées, et l'on peut dire qu'il n'y a pas de bains plus bienfaisants pour les nerfs que les bains d'eau douce [1]. Lorsqu'une maladie nerveuse est franche et libre de complications, elle se trouvera toujours mieux du traitement à l'eau froide que du traitement thermal, et celui-ci ne doit être ordonné que lorsque la maladie est compliquée ou entretenue par un état qui, lui-même, réclame l'usage des eaux.

Niederbronn convient principalement dans les névroses du tube digestif lorsqu'elles sont plus ou moins dépendantes d'une paresse habituelle du ventre, de congestions veineuses abdominales, d'un état muqueux, dyspeptique, vermineux, ou de toute autre cause morbide susceptible d'être combattue par les eaux. Mais encore faut-il, lors même que les indications existent, qu'on procède avec circonspection et qu'on ne poursuive pas la cure avec une rigueur trop systématique.

[1] Il paraîtrait même que plus l'eau s'approche de l'état de pureté absolue, mieux elle vaut. Le ruisseau de Niederbronn sort du grès vosgien ; il est alimenté par des sources aussi pures que l'eau distillée : or il est de fait, et l'observation journalière nous le prouve, qu'il y a une très-grande différence, au point de vue balnéatoire, entre cette eau et l'eau de puits. L'eau du grès vosgien exerce une action bien plus sédative sur le système nerveux.

Toutes les fois qu'on a affaire à des sujets nerveux, il faut savoir interrompre le traitement à propos, le diriger avec ménagement et se conduire en tout selon les forces, les habitudes et les besoins des malades.

Les névroses ne supportent généralement pas d'exagération dans l'emploi de la boisson minérale, et lorsqu'il s'agit d'évacuer, il faut que l'effet évacuant puisse être obtenu au moyen d'une dose modérée, si la cure doit réussir. Les bains ne doivent jamais dépasser le terme de l'indifférente, ni être trop prolongés. Nous avons toujours observé que les bains minéraux de trop longue durée fatiguent ou surexcitent, et font manquer le but auquel on vise. Quelques praticiens, il est vrai, ont recommandé des bains prolongés dans certaines névroses : mais il ne s'agissait alors que de bains d'eau douce, dont l'action est toute différente.

Les sujets nerveux sont toujours très-nombreux à toutes les stations thermales, et il est de fait que le grand air, l'exercice, les amusements et toutes les conditions hygiéniques, qu'ils y trouvent, leur font souvent plus de bien que les eaux mêmes.

La seule forme nosologique à laquelle nous devons ici prêter une attention particulière est

L'*hypocondrie*. L'idée hypocondriaque, c'est une préoccupation constante et exagérée de la santé ; l'hypocondriste, c'est le malade imaginaire. Ses illusions, ses inquiétudes non motivées dénotent évidemment un certain trouble mental. Beaucoup plus commune chez l'homme que chez la femme, l'hypocondrie est une maladie de l'âge mûr et qui frappe de préférence les gens aisés, surtout lorsqu'ils passent rapidement d'une vie agitée à un repos absolu. Mais de toutes les causes l'hérédité est la plus puissante pour en favoriser le développement.

Ce qui caractérise l'hypocondrie, c'est qu'elle est presque constamment en rapport de causalité avec certains désordres des fonctions digestives, comme la dyspepsie, les constipations, les hémorroïdes, etc. Ces différents accidents contribuent à entretenir et à aggraver le mal ; les combattre ou les écarter c'est, sinon guérir, du moins soulager le malade.

Les eaux n'ont pas d'action directe sur la névrose hypocondriaque ; elles ne peuvent que remédier aux complications dont il s'agit ; mais par là elles ouvrent les voies à la guérison. En soumettant par conséquent le malade au régime minéral, l'on devra suivre la méthode de traitement appropriée au genre de désordre qui existera dans les voies digestives, et l'on aura toujours présents à l'esprit les préceptes concernant les névroses, savoir qu'il ne faut d'excès en rien, qu'il faut éviter soigneusement les bains trop chauds et procéder en tout avec ménagement.

IX. — Maladies des organes respiratoires.

Les eaux salines ne trouvent pas dans les maladies de ce groupe une application aussi fréquente que dans celles de la plupart des autres appareils organiques : beaucoup de personnes pensent même qu'elles ne sauraient être employées sans inconvénients dans les affections des voies respiratoires ; mais cette opinion est évidemment trop exclusive : l'observation clinique nous a prouvé qu'il y a certaines formes de ces maladies qui s'accommodent des eaux de Niederbronn, et tous les ans nous avons quelques cas de succès à enregistrer.

Pour que les eaux réussissent, il faut des maladies sans éréthisme vasculaire et des malades dont l'irritabilité ne s'exalte pas trop facilement ; il faut que l'affection ait pour siége la muqueuse et non le parenchyme pulmonaire ; il faut enfin que le mal consiste dans une perversion du procédé sécrétoire plutôt que dans un travail organique ou de nature subinflammatoire. C'est surtout lorsqu'il existe un *état muqueux ou catarrhal des bronches*, état devenu chronique ou habituel, que les eaux conviennent. Nous les donnons toujours comme purgatives dans ces cas, et nous avons observé qu'il était utile de les faire tiédir préalablement au bain-marie, de manière à leur donner 25° ou 28° centigrades au lieu de 18° qu'elles ont. L'usage externe a moins d'importance, et il convient d'y recourir avec quelque réserve, afin de ne pas provoquer d'excitation minérale.

X. — Maladies du cœur.

Notre conviction est que les affections organiques du cœur n'ont rien à gagner aux eaux, surtout lorsqu'elles ont acquis un certain développement. Pour qu'on puisse s'autoriser à tenter une cure minérale, il faut que la maladie ne soit encore qu'au degré de simple congestion ou de suractivité fonctionnelle, comme cela peut arriver dans les cas d'aménorrhée, d'hémorroïdes, etc. Lorsqu'on a affaire à de pareils accidents, on obtient quelquefois des résultats qui ont lieu de surprendre. Nous rappellerons, à ce sujet, l'histoire d'une jeune personne de dix-huit à vingt ans, affectée de pulsations très-vives du cœur et mal réglée. Ces pulsations nous ayant fait craindre un commencement d'hypertrophie, nous avons donné le conseil de ne pas prendre les eaux. Nous pensions la jeune malade partie, lorsque après un laps de trois semaines elle revint nous dire : « Docteur, vous m'avez renvoyée ; vous voyez que je suis restée ; j'ai pris les eaux malgré vos conseils, et me voilà rétablie. » En effet, les pulsations avaient cessé par suite de l'éruption des menstrues.

Dans la plupart des cas, surtout, s'il y a complication hémorroïdale, c'est la méthode purgative qu'il convient de prescrire, d'abord en raison de la dérivation qu'elle opère, ensuite à cause de l'effet hyposthénisant qu'elle détermine consécutivement. Si la suractivité du cœur tient à un vice de la menstruation, ce sont les demi-bains, à une température voisine de l'indifférente, qui conviennent. S'il y a un principe miliaire ou rhumatismal en jeu, le traitement est ordonné comme dans ces affections.

CHAPITRE V.

PARTIE HYGIÉNIQUE ou RÈGLES DE CONDUITE.

—

Ce chapitre est principalement à l'adresse du public des baigneurs. Les règles de conduite qui s'y trouvent sont, la plupart, applicables à tous les établissements thermaux; quelques-unes seulement se rapportent d'une manière plus particulière à l'établissement de Niederbronn et à la nature de ses eaux. Comme nous sommes obligé d'entrer dans des généralités, nous tâcherons d'être aussi court que possible, et nous nous en tiendrons à la forme aphoristique toutes les fois que la nature du sujet le comportera.

§ 1. — Règles à observer pour la cure en général.

1. *Prendre toujours pour le choix d'une source l'avis d'un homme de l'art compétent ;* ne pas facilement s'en rapporter aux indications du public ou aux suggestions de la mode; ne pas se décider d'après des convenances de localité ou de personnes.

2. Ne songer à faire un traitement thermal que lorsqu'on peut y *consacrer le temps nécessaire*. Ne pas fixer d'avance et d'une manière irrévocable le terme de son séjour aux eaux, au-

trement on pourrait s'imposer l'obligation de partir lorsqu'on est en plein traitement, et l'on risquerait de se voir frustré des avantages qu'une saison finie aurait pu procurer. Laisser au médecin des eaux une certaine latitude relativement au temps, si l'on tient à ce qu'il agisse d'une manière régulière et méthodique.

3. Avant de commencer une cure, il faut quelquefois se soumettre à un *traitement préparatoire ;* mais cette règle n'est pas applicable chez tous les malades ; c'est au médecin à en indiquer l'utilité ou l'urgence.

Le public croit et prétend souvent qu'une purgation est toujours de rigueur avant et après l'usage des eaux minérales ; mais ceci est un préjugé que l'ignorance a fait naître et que la routine n'a pas encore laissé éteindre. Il n'y a que certains cas qui exigent un purgatif soit pour ouvrir une cure, soit pour la clore, et des moyens de ce genre ne doivent être employés que s'il existe des indications qui les réclament.

Une médication préparatoire peut devenir utile quand il s'agit d'entreprendre un traitement résolutif pour une maladie chronique profondément enracinée ; mais elle doit être commencée 4 à 6 semaines avant que le malade ne se rende aux eaux ; elle consiste dans l'usage de jus d'herbes telles que pissenlit, fumeterre, cerfeuil, chélidoine. Au lieu de ces moyens on peut aussi donner les extraits des mêmes plantes avec l'acétate de potasse ou d'autres substances salines, joignant à la propriété fondante celle d'être légèrement laxatives. Souvent la préparation à la cure se fait avec des eaux minérales mêmes prises à domicile et à petites doses, pendant quinze jours ou trois semaines avant le traitement thermal.

Chez les personnes dont le système sanguin est plus ou moins en jeu, le petit-lait, pris chaque matin à la dose d'un ou deux verres, préparera d'une manière avantageuse à l'usage des eaux. Chez ces mêmes personnes une saignée devient nécessaire avant la cure, pour peu que la pléthore soit prononcée ou que les émissions sanguines soient devenues habituelles.

4. *L'époque de l'année la plus convenable pour entreprendre une cure* comprend les mois de juin, de juillet, d'août et la première moitié de septembre. C'est du 15 juin au 30 août que l'on trouve le plus de monde à Niederbronn. Cependant si le temps est beau et que les chaleurs sont un peu précoces l'on peut déjà commencer une saison dans le courant de mai, tout comme on peut la prolonger jusqu'à la fin de septembre, si l'automne reste beau et que les nuits ne deviennent pas trop fraîches.

5. *La durée moyenne d'une saison* à Niederbronn est de trois semaines ; mais la durée de chaque saison devant nécessairement varier selon la nature de l'infirmité, l'on a établi la *petite*, la *moyenne* et la *grande saison*, la première étant de 12 à 15 jours, et la dernière de 4 à 6 semaines. Mais l'on ne saurait jamais fixer d'avance et d'une manière rigoureuse la durée que doit avoir une cure ; celle-ci sera plus longue lorsqu'il s'agit de fondre un organe engorgé, de produire la résolution d'anciennes stases sanguines ou d'opérer sur des constitutions délicates et détériorées ; elle sera moins longue lorsqu'il n'y a pas de vice organique à combattre, lorsqu'il s'agit simplement de remédier à un mal de nature transitoire et que l'on a affaire à des organisations plus robustes.

6. Certaines personnes sont dans le cas de faire une *double saison* ou deux saisons dans un été : c'est lorsque le mal exige un traitement longtemps continué et qu'une première saison a déjà produit une amélioration sensible. Pour faire une double saison il faut laisser un intervalle d'une ou plusieurs semaines d'une saison à l'autre, et donner à chaque saison à peu près la durée moyenne.

7. *Se faire délivrer par son médecin ordinaire une petite notice* contenant le nom du malade, son âge, sa qualité, le caractère et la durée de la maladie, et les différents traitements déjà mis en usage. Remettre ce bulletin au médecin des eaux, dès que l'on est arrivé à l'établissement.

8. Ne jamais prendre de *logement* incommode, mal conditionné ou mal exposé ; chercher jusqu'à ce que l'on ait trouvé à sa convenance.

Niederbronn offre encore assez de ressources sous ce rapport, et il arrive bien rarement qu'on n'ait plus à choisir. Ne pas regarder à quelques francs pour être logé commodément. Les aises qu'on peut se donner contribuent au succès de la cure. Se défier des trafiquants de chambres qui font leurs offres de service à tous les arrivants : ce sont presque toujours des émissaires salariés qui ont intérêt à faire croire qu'il n'y a plus nulle part de logements à trouver sinon dans l'hôtel qu'ils sont chargés de pourvoir.

9. *Donner*, tant que possible, *la préférence à des hôtels qui ont un salon commmun :* les distractions de la vie sociale forment l'un des éléments indispensables à la réussite du traiement.

10. *Chaque arrivant doit être inscrit sur le registre de l'établissement.* A cet effet il déclarera son nom, sa qualité et son domicile au propriétaire de la maison ou de l'hôtel dont il aura fait choix : c'est une formalité exigée par les règlements de police.

11. *Tout visiteur qui veut faire usage de la boisson minérale doit également se faire inscrire chez le médecin-inspecteur :* c'est une formalité prescrite par les règlements administratifs.

12. Quand on est arrivé à l'établissement thermal, il est de précepte de ne pas commencer tout aussitôt le traitement, mais de *se reposer un jour de la fatigue du voyage*, surtout si le tra-

jet a été long et si l'on se sent affaibli ou échauffé. Dans le cas où le voyage aurait produit un état d'excitation, il faudrait prendre préalablement un bain d'eau douce et faire usage d'une boisson rafraîchissante.

13. Dès le premier jour il importe de bien distribuer son temps, de *fixer l'heure du sommeil et de la veille, des bains et de la boisson, des repas et de la promenade*, afin de ne pas se laisser aller à des habitudes désordonnées.

14. *Se coucher toujours de bonne heure* pour pouvoir se lever à temps le matin. L'exercice de la journée et le mouvement au grand air disposent d'ailleurs au sommeil et en rendent le besoin plus impérieux. Le sommeil qui précède minuit est le meilleur et le plus réparateur : rien n'épuise tant que les veillées quand on est infirme. On ira donc se coucher pour le moins à dix heures.

15. *Se lever le matin à cinq heures ou cinq heures et demie.* Si la saison est déjà un peu avancée ou que le temps est mauvais, on pourra se lever un peu plus tard. Il y aura de cette manière sept à huit heures de sommeil, ce qui est suffisant.

16. *Entrer au bain en se levant.* Le bain durera, selon les circonstances, d'un quart d'heure à une heure ou deux. L'absorption cutanée se fait mieux si le bain est pris à jeun ou, du moins, si le canal alimentaire est peu chargé.

17. *Après le bain* se remettre au lit pendant à peu près une demi-heure ou une heure, si le bain a été tiède ou chaud ; se donner au contraire du mouvement s'il a été frais.

18. *Aller à sept heures du matin à la source pour boire.*

19. *Déjeuner vers neuf heures.*

20. *Faire une petite promenade après le déjeuner.* Dans la matinée, plus qu'à tout autre moment de la journée, il faut éviter de rester trop longtemps assis, soit pour lire, soit pour

écrire : un exercice modéré rend plus profitables les eaux qu'on vient de prendre et en favorise l'effet salutaire.

21. *Dîner à une heure.*

22. *Nouvelle promenade après le dîner ou vers le soir.*

23. *Petit souper le soir à huit heures.*

24. Telle est la règle la plus généralement suivie à Niederbronn pour la distribution du temps. Nous dirons cependant que la société française dîne à quatre heures et déjeune alors un peu plus tard et d'une manière plus solide. Mais le système des Allemands nous paraît préférable : il consacre au repas principal une heure ordinairement perdue pour les promenades, vu la trop forte chaleur, et il permet de plus grandes excursions champêtres que les dîners de quatre heures.

25. L'usage adopté à Niederbronn de prendre les bains de bon matin avant de boire, n'est pas suivi, non plus, dans tous les établissements semblables d'eaux minérales, ni conseillé par tous les médecins. Il est reçu presque partout ailleurs de n'entrer au bain que deux ou plusieurs heures après la boisson, et quelquefois seulement dans la soirée. Ce qui a fait prévaloir l'usage des bains matinaux à Niederbronn, c'est la faculté qu'on y a de pouvoir se baigner dans sa chambre. Mais il n'est pas dit qu'il faille tenir à cette méthode comme à une chose de rigueur ; elle peut être modifiée toutes les fois que les circonstances le réclameront : ainsi l'on pourra commencer sa journée par la boisson et n'aller au bain que vers le milieu du jour.

Les bains pris à domicile, le matin au moment du lever, présentent, il est vrai, certains avantages incontestables : le malade peut, après avoir quitté la baignoire, rentrer au lit encore chaud, sans être exposé à l'impression de l'air extérieur ; il gagne du temps, il épargne une toilette, il a la journée plus libre, et il n'a pas à craindre, étant au bain, d'être dérangé par un reste de l'action purgative, comme cela peut arriver lorsque la boisson est prise en premier lieu. On peut donc, pour la généralité des cas, se conformer à la règle depuis longtemps établie à Niederbronn : les avantages que ce système présente ne pourraient être contre-balancés que par ceux qu'offrirait une *maison de bains* bien organisée.

26. Il n'y a rien d'absolu, comme on voit, pour l'heure des repas et des bains ; nous ne prétendons pas que l'une des méthodes soit toujours préférable à l'autre, mais ce que nous prétendons, c'est qu'il faut en adopter une et la conserver. C'est uniquement par l'ordre et la méthode qu'un traitement thermal conduit à des résultats. Aussi un pareil traitement n'est-il guère possible à domicile ; le malade est trop souvent dérangé s'il reste dans le cercle de ses affaires et de ses habitudes.

27. L'opportunité d'une cure étant reconnue, *il faut que le traitement soit dirigé par un homme de l'art*, familiarisé avec le mode d'action et l'emploi des eaux.

28. *On aurait tort de croire qu'il existe pour chaque établissement de bains une règle générale* à laquelle chaque baigneur est tenu de se conformer, et que la manière de prendre les eaux est toujours uniforme et la même pour tout le monde. Cela ne pourrait être que si tous les malades et toutes les maladies se ressemblaient ; mais, tant qu'il n'en sera pas ainsi, le mode d'emploi devra être changé, modifié suivant les personnes, de manière à être toujours adapté à chaque cas individuel.

29. *Ne jamais interrompre la cure sans bon motif*, une fois qu'elle est commencée. (Voir, pour ce qui concerne les causes d'interruption, le paragraphe des *contre-indications*, page 100.)

30. *S'adresser au médecin lorsque l'usage des eaux produit différents accidents*, tels que vomissements, gonflements de

ventre, malaises, etc. Le médecin en recherchera la cause et avisera aux moyens de les faire cesser.

31. *S'abstenir de tout médicament accessoire pendant la durée de la cure*, lorsqu'il a été reconnu que le seul emploi des eaux peut suffire pour guérir une maladie. L'association de médicaments ne convient que lorsqu'il s'agit de seconder ou de renforcer l'effet des eaux, d'en favoriser la digestion ou de corriger certains phénomènes anormaux qu'elles peuvent produire ; mais ces moyens accessoires doivent toujours être employés avec sobriété et de manière à être en parfaite concordance avec le régime des eaux. Au lieu de compliquer la cure, ils doivent simplement imprimer à l'agent minéral une plus facile tendance vers le but qu'on veut atteindre.

32. Une fois la cure achevée, ne pas se remettre immédiatement à un travail trop assidu ou trop fatigant ; *ne rentrer dans la vie active que d'une manière graduelle* et en raison des forces ; suivre encore quelque temps le régime tel qu'il avait été recommandé aux eaux ; accepter peu d'invitations ; éviter les extras.

33. A moins de circonstances particulières, ne pas commencer un nouveau traitement immédiatement après qu'on aura quitté les eaux. Laisser à l'action thermale son temps d'évolution. Si la maladie n'a cédé que partiellement, et qu'un *traitement consécutif* est jugé nécessaire, ne le commencer que quinze jours ou trois semaines après la cure minérale.

34. On a dit avec beaucoup de justesse que les cures minérales préparaient à la guérison plus souvent qu'elles ne la procuraient. Si donc le résultat immédiat d'une cure n'est pas aussi avantageux qu'on s'y attendait, l'on ne doit pas, pour cela, désespérer du succès du traitement. Il est reconnu que l'action des eaux se continue au delà du terme de la cure, et

que la guérison commencée à la source, ne s'achève le plus souvent que lorsqu'on est de retour dans ses foyers. Ces paroles, dans la bouche du médecin des eaux, pourraient sembler n'être qu'une vaine consolation, si l'expérience n'était là pour prouver le fait, et si la plupart des observateurs n'étaient d'accord sur ce point.

§ 2. — Règles à observer pour les bains.

35. L'époque de la journée à laquelle les bains doivent être pris étant fixée, s'en rapporter au médecin pour ce qui concerne la température de l'eau et le temps qu'on doit y rester.

36. *Dans les bains, c'est la température qui joue le rôle important :* le rôle des principes chimiques est secondaire. Suivant telle ou telle température qu'il a, le bain peut devenir excitant ou sédatif, résolutif ou tonique. Il devient dès lors essentiel que la température soit bien appropriée à chaque cas particulier..

37. En thèse générale, la température des bains doit être plus élevée dans les affections rhumatismales, scrofuleuses, cutanées, partout où il s'agit d'obtenir un effet résolutif et où l'on peut sans inconvénients communiquer un certain degré d'excitation à l'organisme ; elle doit être moins élevée dans les affections nerveuses et leucorrhéiques, dans le cas de pléthore et de congestion cérébrale, et toutes les fois qu'il importe de donner du ton et de ménager l'irritabilité du malade.

38. Nous avons vu plus haut que la température indifférente constituait le terme intermédiaire entre les bains chauds et les bains frais. C'est cette indifférente qui doit être prise comme point de départ dans l'administration des bains en général. Ainsi, *lorsqu'il s'agit de prendre un bain, on doit toujours le*

faire préparer au degré de l'indifférente (environ 33° centigr. pour l'eau de Niederbronn [1], et, ce n'est qu'après y être entré, qu'il faut, par une addition d'eau chaude ou d'eau froide, modifier la température du liquide selon que cela est exigé par le genre d'indisposition. De cette manière on arrive, sans transition brusque et sans saisissement désagréable, au degré thermométrique qui a été prescrit [2].

39. Il y a toujours de l'inconvénient à dire qu'un bain doit avoir tel ou tel degré thermométrique, lorsqu'il s'agit d'en indiquer la température convenable. *Les thermomètres*, et surtout ceux qu'on vend auprès des établissements minéraux, ne sont rien moins qu'exacts et ne présentent aucune espèce de concordance : ainsi tel baigneur qui, sur la foi de son thermomètre, croira avoir un bain de 27° R., en aura un de 29° ou de 30° R. Pour remédier à ces inconvénients, les médecins devraient adopter une base physiologique et prendre l'indifférente comme point de départ. Voici de quelle manière nous procédons : Nous recommandons aux malades qui prennent leur premier bain, de donner d'abord à l'eau une température dans laquelle ils ne sentent ni froid ni chaud, ou autrement une température qui leur soit indifférente, de marquer ensuite sur un thermomètre le degré exact de ce bain, et de se servir de cette indication comme point régulateur pour les bains ultérieurs. S'il s'agit donc de fixer à un malade le degré de température de ses bains, nous disons qu'ils doivent avoir un, deux ou trois degrés de plus ou de moins que l'indifférente, selon le cas. — Il convient cependant de faire observer que la marque faite sur le thermomètre ne pourra toujours servir que pour le même

(1) Nous disons « pour l'eau de Niederbronn » parce que le terme de l'indifférente varie selon le degré de concentration du liquide.

(2) Il ne saurait être question ici des bains d'immersion, qui sont plutôt du ressort de l'hydrothérapie que de la médecine thermale.

genre d'eau, et qu'elle devra être rectifiée ou renouvelée toutes les fois qu'on changera l'eau ou qu'on la modifiera par des additions quelconques.

40. *Lorsque la préparation du bain est confiée à des gens de service, il ne faut pas manquer de l'explorer avant d'y entrer :* se servir, à cet effet, du bras et encore mieux de la jambe, et ne pas oublier qu'il vaut presque toujours mieux prendre un bain un peu moins chaud que trop chaud.

41. *Le temps qu'il convient de rester dans un bain est très-relatif ;* il est subordonné non-seulement au genre de maladie, mais encore et surtout au degré de température qu'a l'eau. La durée moyenne est de 45 à 60 minutes ; mais il y a des bains qui ne doivent durer qu'un quart d'heure et même moins, et d'autres qui peuvent se prolonger jusqu'à deux heures.

42. On peut établir comme règle générale que plus la température d'un bain s'écarte du degré indifférent, moins ce bain doit être prolongé. De là résulte comme conséquence que s'il s'agit de prendre des bains prolongés, il faut que leur température se rapproche de l'indifférente.

43. Les maladies qui exigent un séjour plus prolongé dans l'eau sont les engorgements chroniques des viscères, les affections cutanées anciennes, les rhumatismes, les paralysies, les contractures, etc. ; mais la durée des bains doit toujours être proportionnée aux forces des individus, et jamais une personne nerveuse, irritable ou débilitée par des maladies ne devra rester très-longtemps dans l'eau.

44. *On reste ordinairement moins longtemps dans le bain au début et à la fin de la cure.* Cette précaution, bonne dans certains cas, n'est cependant pas de rigueur.

45. *La hauteur à laquelle les bains doivent être pris est également très-relative :* dans la règle, ce sont des bains entiers qu'on prend. Il est cependant des circonstances dans lesquelles

les demi-bains sont à préférer, c'est lorsqu'il existe des dispositions aux congestions de tête ou lorsqu'on a affaire à des troubles de la menstruation. Les demi-bains peuvent toujours être pris un peu plus chauds que les bains entiers; si, par conséquent la maladie est de nature à exiger des bains chauds et qu'elle est accessible aux demi-bains, il y aura de l'avantage à employer ces derniers.

46. Appliquer, pendant la durée du bain, des *compresses froides* sur la tête, s'il existe une disposition marquée aux congestions cérébrales.

47. *Couvrir la baignoire* pendant la durée du bain; garantir à l'aide d'un drap, jeté autour du cou, la partie supérieure du corps pour empêcher tout refroidissement. Une chemise de bain devient inutile avec ce système.

48. *Se mouvoir* un peu pendant qu'on est dans l'eau; faire des frictions sur tout le corps et notamment vers le siége du mal.

49. *Ne pas lire ou dormir dans la cuve;* la lecture empêche qu'on se donne les mouvements nécessaires et astreint à une position gênante; le sommeil peut devenir dangereux : si on craint de ne pouvoir le surmonter, il faut avoir soin de faire rester quelqu'un auprès de soi ou de se faire appeler deux ou trois fois pendant qu'on garde la baignoire.

50. *Un bain par jour suffit* dans la grande majorité des cas, et les personnes qui en prennent deux pour avoir plus vite le nombre prescrit, ne feraient qu'une chose ridicule si cette manière de procéder ne pouvait leur attirer une forte excitation thermale. L'on ne peut se permettre deux bains dans une journée, que lorsqu'on est assez fortement constitué et qu'on n'a pas besoin de boire les eaux à dose purgative; dans ce cas, il faut toujours donner une plus grande durée au bain du matin qu'à celui du soir, et s'arranger de manière à faire le

repas principal vers le milieu du jour. Mais il arrive plus souvent qu'on ne peut faire prendre un bain que tous les deux jours : c'est lorsqu'il s'agit d'accoutumer des sujets délicats à l'impression des eaux et de leur épargner l'excitation minérale ; c'est encore lorsque le rôle des bains est secondaire et que l'usage interne constitue la partie essentielle du traitement.

§ 3. — Règles à observer pour la boisson.

51. *On se sert ordinairement, pour boire à la source, de verres d'un quart de litre*, quelquefois un peu plus grands, d'autres fois un peu plus petits ; mais c'est toujours de cette mesure moyenne que nous entendrons parler en reproduisant le mot de *verre* ou de *gobelet*.

52. *Il y a deux méthodes pour boire les eaux de Niederbronn, la méthode altérante et la méthode purgative*. Nous avons déjà parlé de ces méthodes dans le chapitre précédent auquel nous renvoyons.

La *méthode altérante* consiste à faire pénétrer d'une manière lente et progressive l'agent minéral dans la masse des humeurs ; elle n'exige que de petites doses d'eau prises à d'assez grands intervalles. Deux à quatre gobelets ou demi-gobelets suffisent dans la pluralité des cas ; l'effet évacuant n'est pas ce que l'on cherche ni ce à quoi l'on vise.

La *méthode purgative*, ayant pour but essentiel d'évacuer, exige des doses plus fortes et plus rapprochées ; le nombre de verres qu'il faut, peut varier de quatre à seize : huit verres ou deux litres sont à peu près la dose moyenne, et l'on peut regarder comme faciles à purger les personnes qui n'ont pas besoin de dépasser cette dose. Chacun boira, au reste, le nombre de verres nécessaires pour avoir deux ou plusieurs évacuations : néanmoins, il ne faut pas facilement dépasser quatre litres dans une matinée. Il arrive souvent pendant la durée d'une cure qu'on devient plus facile à purger qu'on ne l'a été au commencement, alors on diminue nécessairement le nombre de verres pour proportionner toujours la quantité de boisson aux besoins du moment.

53. Il est des personnes chez lesquelles la méthode purgative ne peut pas être tentée d'emblée ; souvent l'estomac se refuse, surtout chez les visiteurs qui viennent pour la première fois, à l'ingestion du liquide minéral porté à une certaine dose. Dans ce cas il faut y aller par gradation, ne boire d'abord qu'un ou deux verres en plusieurs fois et à d'assez longs intervalles, afin d'habituer peu à peu l'estomac à ce nouveau genre d'impression. Les répugnances cessent presque toujours au bout de quelques jours, et à mesure que l'eau est supportée, on en augmente journellement la quantité jusqu'à ce que l'on ait atteint la dose nécessaire pour purger. Mais, quelle que soit l'époque de la cure, toutes les fois que l'eau commence à peser sur l'estomac, il faut ou bien interrompre la boisson, ou bien ne la prendre qu'à petites doses et à de plus longs intervalles. La purgation ne doit jamais être forcée; on atteint toujours mieux son but en allant avec modération.

54. L'*intervalle qu'il faut laisser d'un verre à l'autre* est de 15 à 30 minutes pour ceux qui suivent la méthode altérante. Il est de 4 à 8 ou 12 minutes lorsqu'on veut obtenir l'effet purgatif. Plus on boit à des intervalles rapprochés, plus l'effet purgatif est ordinairement prompt et sûr : ce sont surtout les trois ou quatre premiers verres qu'il faut prendre à de petites distances lorsqu'on veut hâter l'effet des eaux. Il ne faut toutefois pas oublier que les intervalles ne peuvent être rapprochés que tant qu'on sent l'estomac suffisamment disposé à recevoir de nouvelles quantités d'eau minérale.

55. *Se promener durant chaque intervalle* sans toutefois

trop précipiter le pas : éviter de transpirer, parce que la transpiration nuirait à l'effet évacuant. Un peu de mouvement est toujours nécessaire et contribue à mieux faire passer l'eau. Celle-ci est censée bien passer quand elle produit plusieurs selles sans peser sur l'estomac, sans causer de gêne ni de gonflement dans le ventre, quand la tête reste libre et que l'appétit se maintient ou ne tarde pas à se manifester.

56. Tout en se promenant, les personnes habituées à *fumer* du tabac peuvent continuer leur habitude. Loin de nuire dans cette circonstance, le tabac ne fait souvent que favoriser ou hâter l'effet des eaux.

57. *Boire lentement* et sans précipitation; déguster en quelque sorte l'eau minérale : elle est mieux digérée.

58. *Prendre* tant que possible *la boisson à jeun.* L'estomac étant vide d'aliments, il n'y a pas de collision possible avec des substances étrangères. Il se trouve cependant quelquefois des personnes qui ne supportent pas de rester à jeun : dans ce cas l'on peut permettre l'usage préalable d'un peu de bouillon, de café, ou d'un tonique quelconque.

59. Les personnes qui suivent la méthode purgative ne boivent que le matin; celles qui suivent la méthode altérante sont quelquefois dans le cas de boire également le soir, vers sept heures, un ou deux verres.

60. Dans la règle, on boit tous les jours pendant tout le temps que doit durer la cure; l'on ne doit se permettre des interruptions que pour les motifs déjà signalés au paragraphe des *Contre-indications.*

61. Il vaut toujours mieux *boire l'eau à la source même* que dans son appartement. Ce n'est que quand le mauvais temps empêche de sortir ou qu'on est retenu à la maison par une infirmité quelconque, qu'on doit se permettre de boire chez soi. Les personnes, qui suivent la méthode altérante, boivent

fréquemment un ou deux verres dans le bain : mais ceci ne les empêche pas d'aller plus tard à la source compléter leur dose.

62. Lorsque l'eau minérale purge trop faiblement ou qu'elle ne purge point du tout, le malade en augmentera successivement la dose, en ne dépassant pas toutefois le *maximum* déjà indiqué; il boira les verres à des intervalles plus rapprochés et surtout les trois ou quatre premiers; il essaiera d'en élever un peu la température au bain-marie, ce qui souvent contribue à mieux faire passer l'eau. Si ces différents procédés n'amènent pas le résultat voulu, il aura recours aux conseils du médecin, qui, prenant en considération le genre d'indisposition et l'état des forces, ordonnera tel moyen qu'il jugera le plus approprié à la circonstance. — Il y a beaucoup de personnes chez lesquelles la boisson n'opère qu'après le café : cette particularité ne présente pas le moindre inconvénient et ne peut contrarier en rien le succès de la cure.

§ 4. — Règles à observer pour les douches.

63. Il y a à considérer, dans les douches, la force, la direction et la durée du jet, ainsi que la température de l'eau.

La douche est d'autant plus active que la colonne d'eau est plus épaisse, qu'elle est lancée avec plus de force, d'une manière plus directe, qu'elle dure plus longtemps, et que la température de l'eau s'écarte davantage, en plus ou en moins, de l'indifférente.

64. Pour graduer selon les circonstances l'*épaisseur de la colonne liquide*, on a des tubes d'ajutage numérotés dont la lumière varie de 2 à 12 millimètres de diamètre. On se sert souvent aussi d'ajutages en pomme d'arrosoir pour éparpiller, sous forme de pluie, le liquide minéral, lorsqu'il s'agit d'amortir la percussion.

65. La *force du jet* dépend de l'élévation et de la charge du réservoir, ou de l'activité qu'on imprime au mécanisme, si c'est un appareil à piston dont on se sert.

66. Pour pouvoir toujours donner à la colonne d'eau une direction perpendiculaire à la partie malade, on a des *douches descendantes, latérales et ascendantes* dont l'usage particulier est assez indiqué par la nature des maladies.

67. La *durée ordinaire d'une douche* est de 10 à 20 minutes. Elle peut aller jusqu'à une demi-heure et plus ; mais dans ce cas ce ne sont que des douches faibles ou en arrosoir qu'on emploie.

68. La *température* de l'eau doit toujours varier selon la nature de la maladie et l'indication que l'on veut remplir, ainsi que cela a été dit dans le chapitre précédent. On distingue des douches froides, chaudes et tempérées : froides, quand l'eau a de 10°—25° centigr. ; tempérées, quand elle a de 25°—38° centigr., et chaudes, quand elle a de 38°—50° centigr. On appelle douches écossaises celles qui sont alternativement chaudes et froides : on y a recours pour donner à ce genre de moyen un plus grand degré d'énergie.

69. En général, l'*impression des douches doit être graduée.* On commencera par un jet d'eau modéré, qu'on rendra de jour en jour plus fort, en donnant successivement plus d'épaisseur et une plus grande force de percussion à la colonne de liquide. La durée de la douche sera d'abord moindre, puis on la prolongera chaque jour en raison de la force du malade et de l'opiniâtreté de la maladie. On douchera successivement plusieurs points les uns après les autres, sans rester au delà de quelques minutes sur le même point ; puis on y reviendra, et ainsi de suite. Toutes les fois que la douche aura trouvé un point douloureux, il faudra l'arrêter sur ce point jusqu'à ce que la douleur s'apaise, si cela est supportable. Enfin, quand

il s'agira de donner des douches froides, on emploiera d'abord l'eau à la température indifférente, pour ne diminuer cette température que d'une manière graduelle.

70. Il est d'usage de ne commencer les douches que lorsqu'on a déjà pris un ou plusieurs bains ; mais, une fois commencé, ce traitement doit être continué d'une manière régulière pendant une série de jours, 8, 10, 15 jours et plus, si l'on tient à obtenir des résultats.

71. Rarement la douche s'administre deux fois par jour ; il arrive plus souvent qu'elle ne se donne que tous les deux jours, ou alternativement avec les bains, ceux-ci un jour et la douche l'autre : c'est lorsqu'il importe de ménager les forces ou l'impressionnabilité des malades.

72. La douche se prend ordinairement dans le bain si la nature de la maladie ou bien l'organisation de l'établissement s'y prêtent. Cependant on peut aussi la recevoir avant d'entrer dans le bain, après en être sorti ou à toute autre heure de la journée : cela dépend le plus souvent de la partie qui doit être douchée et de l'avantage qu'on trouve à une méthode de préférence à l'autre. A Niederbronn, où le système des bains à domicile est encore en vigueur, les malades vont prendre leurs douches dans des cabinets disposés à cet effet : c'est ordinairement vers le milieu du jour que cela a lieu.

73. La chute de la colonne liquide faisant jaillir l'eau en tout sens, il faut garantir de son contact les parties autres que celles sur lesquelles on se propose de diriger la douche.

74. Lorsque celle-ci doit tomber sur la tête, sur la nuque, sur les épaules ou sur une partie à laquelle on peut facilement donner une direction voulue, comme les membres, le malade peut toujours la recevoir dans le bain ; mais si l'on veut doucher le ventre, le dos ou les lombes, le malade devra être couché sur une paillasse, à moins qu'il ne préfère la douche latérale.

Les genoux et les mains se douchent ordinairement la personne étant placée sur un siége.

75. En général, *il faut que la partie que l'on douche soit solidement affermie*, qu'elle ne vacille point et que la colonne d'eau n'y tombe point obliquement, ce qui lui ferait perdre de sa force.

76. *A la suite des douches* chaudes il convient de se reposer et d'exercer sur la partie malade des frictions avec la main enduite d'un peu d'huile mêlée de quelques gouttes d'eau-de-vie ou d'eau de Cologne. A la suite des douches froides, il faut se donner un peu de mouvement.

§ 5. — Règles à observer pour le régime.

77. *Suivre* toujours, lorsqu'on est aux eaux, *un régime alimentaire convenable*, *régulier*, *uniforme*, sans écarts, sans excès ni parcimonie.

78. *Une certaine sobriété est toujours de rigueur :* les baigneurs, qui commettent des excès dans le boire et le manger, font la même faute que les malades qui ne suivent pas de régime en prenant des médicaments. En effet, l'usage des eaux met tout l'organisme dans des conditions nouvelles, le rend plus susceptible, y produit une sorte de maladie artificielle, et durant cet état, le moindre excès pourrait avoir de mauvaises suites, outre que l'effet de la cure serait interrompu ou même détruit. Il faut d'autant plus être sur ses gardes que les eaux provoquent d'ordinaire un grand appétit, auquel il y aurait de l'imprudence à s'abandonner. Un régime strict est surtout nécessaire dans les maladies du bas-ventre. Les personnes adonnées au vin et à l'usage des spiritueux, ne retirent aucun bénéfice du traitement, si elles ne renoncent pas à leur funeste habitude.

79. Mais si les excès sont condamnables, *un régime trop sévère pourrait* également *avoir des inconvénients* en ce qu'il affaiblirait trop. L'usage des eaux devient déjà plus ou moins déprimant ; il cause des déperditions journalières qui ont besoin d'être réparées ; les organes digestifs acquièrent, en outre, une plus grande activité : il faut par conséquent *une alimentation suffisante et analeptique*. Nous ne pouvons donc que prévenir contre les excès en plus ou en moins, et engager chacun à se renfermer dans les bornes d'une sage modération.

80. Quant à la *qualité des aliments*, il est beaucoup plus difficile d'établir des règles générales que pour ce qui regarde la quantité. La nourriture demande à être modifiée suivant l'âge, les habitudes, le genre de maladie, etc., de plus, la tolérance des estomacs varie comme les physionomies ; l'un ne connaît rien qu'il ne puisse digérer ; l'autre, avec un estomac très-délicat, digère un mets qu'un estomac plus robuste ne digère pas. Ici les plus grands caprices s'observent et contrarient toute formule générale qu'on voudrait tracer sur le choix des aliments. Chacun doit donc consulter, avant tout, son tempérament et se conduire selon l'expérience qu'il peut avoir acquise de lui-même.

81. Le *déjeuner* peut consister en café au lait ou en chocolat, avec de petits pains de préférence à des gâteaux. On peut encore prendre un potage, une soupe ou bien un autre aliment léger avec un peu de vin. Le thé est trop peu substantiel, trop énervant pour le buveur d'eau minérale.

Les personnes qui dînent à 4 heures prennent ordinairement vers 11 heures, un déjeuner à la fourchette, consistant en viandes rôties, légumes, œufs, etc.

Des mets trop solides ne conviendraient point ; il faut toujours que le déjeuner soit léger et qu'avec cela il ne manque pas d'une certaine qualité confortante.

82. Au *dîner* la nourriture la plus simple doit avoir la préférence : ce sera du bouillon, du bœuf tendre, avec de la moutarde ou un autre hors-d'œuvre propre à favoriser la digestion. Le melon doit être proscrit comme froid et indigeste. Après le bœuf ce seront des légumes frais et légers, tels que carottes, chicorée, laitue, salsifis, pommes de terre farineuses, asperges, petits pois, artichauts, choux-fleurs, épinards, etc.; les haricots verts et surtout les choux ne conviennent pas à tous les estomacs. Parmi les entrées on évitera toutes celles aux sauces piquantes ou grasses. Les viandes rôties sont surtout à recommander : ainsi le veau, le mouton, la volaille, le gibier tendre ; mais on laissera toutes les viandes dures ou trop peu cuites, salées ou marinées, fumées ou trop épicées, la viande de porc, le foie en général, le rognon, l'oie, le canard, la charcuterie, à l'exception cependant du jambon, qui, privé de son gras, possède d'excellentes qualités stomachiques ou digestives. Le pâté froid est en général trop lourd pour les personnes qui prennent les eaux. En fait de poisson on donnera la préférence à celui dont la chair est sèche, tel que le brochet, la perche, la truite, etc. L'anguille est trop indigeste pour pouvoir être permise. Les écrevisses sont un mets de distraction, en même temps que léger et agréable. Quant à la salade, nous la permettons au dîner et nous n'avons jamais observé qu'elle fût contraire à l'action des eaux [1]. Les entre-

[1] Il y a encore, chez une foule de personnes, des préjugés par rapport aux mets acides. A les entendre, tout ce qui est acide devrait être proscrit aux eaux. Mais ces personnes ne savent sans doute pas que tout ce que l'homme mange est à peu près acide, qu'il ne prend point d'aliments alcalins et très-peu qui soient entièrement neutres. Tous les végétaux, légumes, fruits, sont acides et le deviennent davantage par la cuisson ; le pain est acide ; le vin, la bière, les liqueurs sont acides ; le bouillon, les viandes ont une réaction acide. Nous accordons qu'on défende les acides forts, mais défendre absolument tout ce qui est acide, c'est, à notre avis, commettre une absurdité.

mets et le dessert sont ordinairement pour le luxe de la table ; le baigneur doit d'autant plus se défier de lui-même lors de ce service, que, déjà rassasié, il pourrait céder à des apparences séduisantes et commettre quelques excès. Les différentes espèces de pâtisseries, gâteaux, tartes, beignets, sont en général peu à recommander ; les crèmes et blancs-mangers ne peuvent être permis que quand ils sont légers et convenablement aromatisés : les crèmes aux fraises, aux framboises et toutes celles dans lesquelles il entre des substances froides et indigestes, doivent être soigneusement évitées. L'on peut encore se permettre des œufs à la neige, des meringues, du biscuit, des macarons, du nougat, etc. Les compotes de fruits sont plus convenables que les fruits crus : parmi ces derniers on évitera les fraises, les prunes, les poires.

83. Après le dîner la *demi-tasse de café* à l'eau peut être accordée à toutes les personnes qui en ont l'habitude et chez lesquelles cette boisson n'agite pas trop le système nerveux.

84. Le *vin* pris avec mesure soutient la digestion. Non-seulement nous le permettons, mais nous l'ordonnons même à presque tous les malades, en ayant soin de proportionner la quantité ainsi que la qualité à leurs habitudes, à leur âge, et à leur idiosyncrasie. Le sanguin se trouvera mieux des vins blancs légers, le nerveux des vins rouges et toniques. Aux eaux, point de vins capiteux, point de libations ! Ce sont des vins légers, humectants, diurétiques, tels que ceux d'Alsace, du Palatinet, de Metz ; ou bien des vins plus doux, plus restaurants, à bouquet plus généreux, comme ceux de Bourgogne ; ou enfin le bordeaux, plus tonique et plus stomachique que les précédents. L'état du malade et son tempérament décideront du choix.

85. La *bière* ne convient pas à table ; elle ne peut être prise que hors des repas vers le soir, mais toujours modérément.

86. Les *glaces* ne doivent pas être mangées à la suite des repas ; elles refroidiraient l'estomac et dérangeraient la digestion. Mais vers le soir, lorsqu'on est suffisamment reposé et qu'on n'a pas chaud, on peut se permettre ce mets si agréable et si recherché en été. En même temps qu'il diminue l'ardeur du système sanguin, il exerce une propriété calmante sur les nerfs et fait beaucoup de bien aux personnes qui souffrent de névroses gastriques, de vomissements nerveux, de gastralgie venteuse.

87. Le *souper* doit toujours être léger : les eaux passent mieux le lendemain. Il sera composé de peu de plats, afin qu'il puisse être digéré avant l'heure du coucher. Il peut consister en un potage ou des œufs frais, une côtelette ou du poisson, quelques légumes, des compotes de fruits, etc.

88. *Manger* toujours *lentement* et mâcher convenablement tous les mets, afin qu'ils soient suffisamment imprégnés de salive et que la digestion s'en opère sans difficulté.

89. *Dîner* tant que possible *en société :* la cure réussit toujours mieux chez les baigneurs qui prennent leur repas en commun, que chez ceux qui dînent seuls dans leur chambre, et cela se conçoit : à table d'hôte, au milieu d'une agréable conversation, l'on mange plus lentement, l'on met de plus grands intervalles d'un plat à l'autre, tous les aliments sont mieux élaborés par la mastication, et l'heureuse disposition de l'esprit rend les repas plus profitables.

90. L'*habillement* exige aussi de la part du baigneur une attention particulière. Comme la cure minérale dispose aux transpirations et qu'elle rend la peau plus délicate, plus impressionnable, les refroidissements sont toujours plus à craindre dans un moment semblable qu'à toute autre époque. Les vêtements devront toujours être en raison de la température et de l'humidité ; plus soignés le matin et le soir, pendant

les temps pluvieux, lorsque la saison est déjà avancée et que les soirées deviennent un peu fraîches; ils pourront être plus légers au milieu de la journée et pendant les fortes chaleurs. Aucune partie susceptible de se refroidir, comme la poitrine, le cou, etc., ne devra être découverte ou trop peu garantie. La chaussure sera toujours disposée de manière à préserver les pieds de l'humidité ou du froid. Aux eaux, nul sacrifice ne peut être fait à la mode aux dépens du bien-être et de la santé. L'on ne portera que des habits de laine, surtout si l'on est disposé aux rhumatismes et aux catarrhes.

91. Les *promenades* devront toujours faire l'une des principales distractions du baigneur. L'exercice journalier au grand air contribue d'une manière puissante à l'efficacité des eaux minérales. Rien ne favorise autant le corps, rien ne favorise plus les fonctions de l'économie et ne contribue davantage à la guérison des maladies chroniques.

92. *Dans les excursions* l'on se munira de manteaux, de châles, de parapluies, pour pouvoir se garantir, en cas que le temps viendrait à changer ou que l'approche de la nuit ramènerait la fraîcheur. Dans toute promenade le baigneur doit éviter deux choses, l'air frais et humide de la nuit et le soleil trop ardent du milieu de la journée. Il se gardera bien, aussi, de s'asseoir sur le sol humide ou sur un corps froid quelconque.

93. L'*étendue des courses* sera toujours proportionnée aux forces des malades et à leur susceptibilité nerveuse. Les personnes faibles ou peu habituées au mouvement ne commenceront que par de petites promenades, auxquelles elles tâcheront de donner de jour en jour plus d'étendue. Un peu de fatigue fait souvent du bien; cependant tout mouvement violent doit être évité par les malades, et l'exercice chez eux ne doit jamais être poussé jusqu'à l'échauffement.

Les promenades en voiture, à cheval ou à âne sont aussi très-utiles, surtout si elles vont alternativement avec les promenades à pied, ou si elles sont faites dans le but de favoriser ces dernières.

94. *Chacun doit contribuer à la vie sociale*, aller dans les réunions, dans les cercles, y apporter son tribut, sa part d'animation, se joindre aux parties de plaisir, aider à les organiser, à les faire réussir. En cherchant ainsi d'agréables distractions pour soi-même, l'on contribuera nécessairement à celles de toute la société.

95. La *danse* exécutée avec modération est loin d'être défendue aux eaux : il y a même certaines maladies dans lesquelles elle produit un effet salutaire. Elle suppose toujours chez la personne qui s'y livre une heureuse disposition de l'esprit et entraîne à des mouvements variés qui, s'ils ne dépassent pas certaines limites, ne peuvent qu'être utiles. Les femmes sont surtout sensibles à ce genre de plaisir ; rien n'a plus d'attraits pour elles qu'une réunion dansante. Toutes les espèces de danses ne sont cependant pas convenables, et il faut renoncer à celles qui entraînent un mouvement trop précipité. Dès qu'on commence à transpirer, on doit se reposer ; on se reposera également avant de quitter la salle ; et, si on la quitte de nuit, il ne faut pas manquer de se couvrir d'un manteau.

96. Les *rafraîchissements* pris d'une manière inconsidérée au milieu de l'agitation de la danse peuvent devenir pernicieux. Qu'on renonce donc aux boissons froides, à moins qu'on ne soit très-bien reposé. Ce qu'il y a de mieux à conseiller dans de semblables occasions, c'est un verre de vin chaud, qui soutient uniformément l'ébullition que l'ardeur de la danse a éveillée, au lieu de la refouler inégalement sur tel ou tel organe, comme les glaces ou l'orgeat peuvent le faire.

97. Dès qu'on est aux eaux, *il faut sortir du cercle habituel de ses occupations*, écarter toute affaire d'importance, s'abstenir de tout travail d'esprit difficile et fatigant, se laisser aller, en un mot, à une douce et heureuse oisiveté.

98. *Beaucoup de calme* et de tranquillité d'âme, une douce gaieté, une humeur égale et même une certaine légèreté philosophique, telles sont les dispositions morales que devrait apporter aux eaux tout baigneur désireux d'y trouver la santé. Le chagrin et les peines d'esprit font échouer tout traitement.

99. *Et quia omne balneum quodcunque corpus aliqualiter alterat et resolvit, omnibus consulerem per tempus hoc coïtum fore demittendum : quàpropter fortè non erit inutile uxores suas domi relinquere* [1].

100. Enfin nous dirons avec Alibert [2] : « Quand vous arrivez aux eaux minérales, faites comme si vous entriez dans le temple d'Esculape ; laissez à la porte toutes les passions qui ont agité votre âme, toutes les affaires qui ont si souvent tourmenté votre esprit. »

[1] *De Balneis omnia quœ extant apud Grœcos, Latinos, Arabes, tàm medicos quàm alios scriptores.* 1553, 1 vol. in-fol.

[2] *Précis historique sur les eaux minérales les plus usitées en médecine.* Paris, 1826.

FIN.

ERRATUM.

Page 51, 1re ligne de la note, au lieu de : *Helsam dab*, lisez : *Heilsam bad.*

TABLE DES MATIÈRES

FIN DE LA TABLE DES MATIÈRES.

Corbeil, typ. et stér. de Crété.

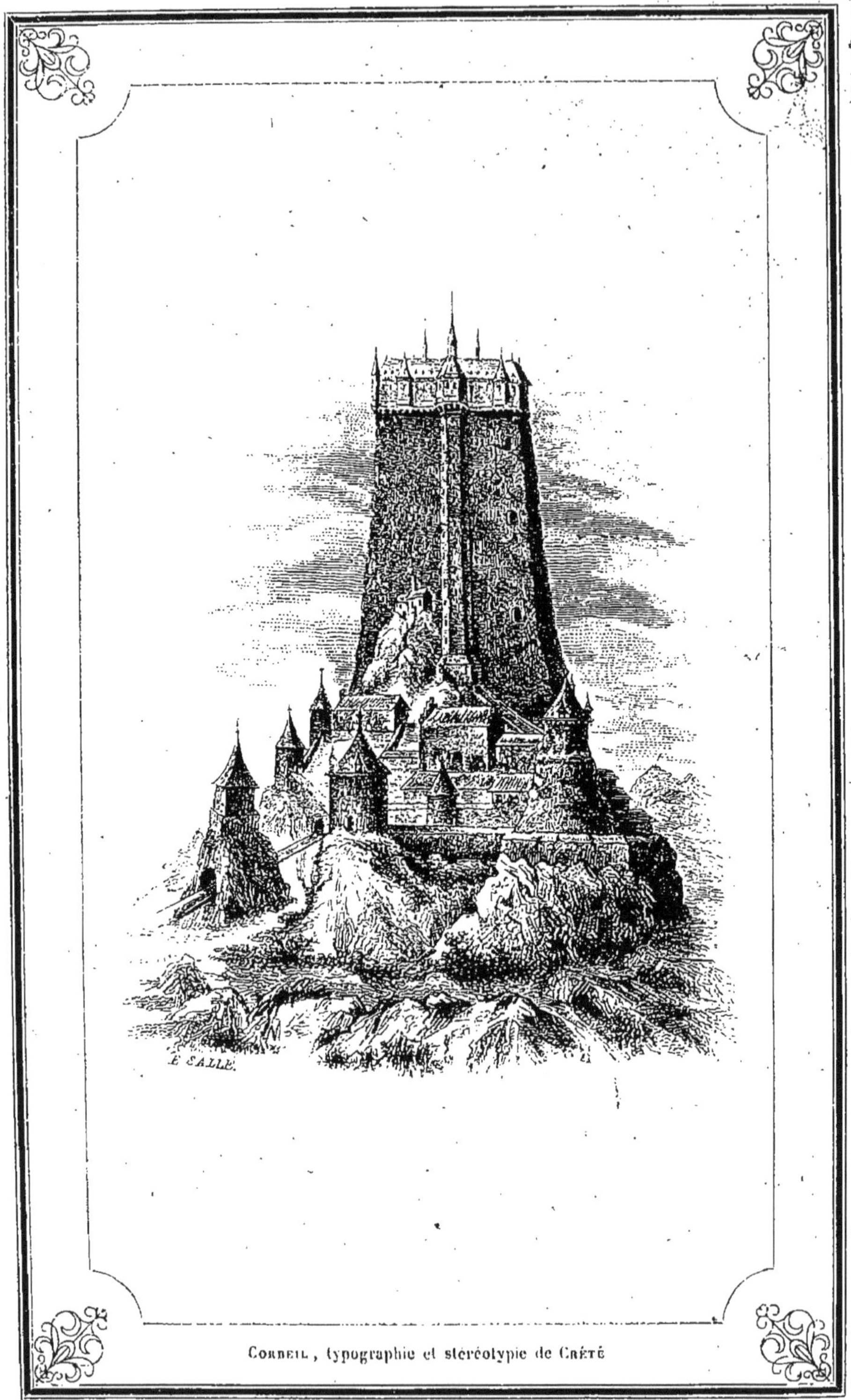

CORBEIL, typographie et stéréotypie de CRÉTÉ

www.ingramcontent.com/pod-product-compliance
Ingram Content Group UK Ltd.
Pitfield, Milton Keynes, MK11 3LW, UK
UKHW020136220726
13923UKWH00001B/198

9 782019 277758